Miss Sunshine & der böse Wolf
Ich, der Lupus & das Glück

Natascha Scholtka

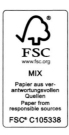

Haftungsausschluss
Die Ratschläge in diesem Buch sind sorgfältig erwogen und geprüft. Sie bieten jedoch keinen Ersatz für medizinschen Rat, sondern dienen der Begleitung und der Anregung. Alle Angaben in diesem Buch erfolgen daher ohne Gewährleistung oder Garantie seitens der Autorin oder des Verlages. Eine Haftung der Autorin bzw. des Verlages und seiner Beauftragten für Personen-, Sach- und Vermögensschäden ist daher ausgeschlossen.

Bibliografische Information der Deutschen Nationalbibliothek:
Die Nationalbibliothek verzeichnet diese Puplikation in der Deutschen Nationalbibliografie; detailiertebibliografische Daten sind im Internet über http://dnb.dnb.de abrufbar.
©2022 Natascha Scholtka
Auch als E-Book erhältlich
Lektorat und Korrektorat: EvaReiß, www.leuchtturm-lektorat.de
ISBN-Nummer: 9783755749936
Herstellung und Verlag: BoD – Books on Demand, Norderstedt

Liebe Leser*innen, hier sind alle Menschen gleichermaßen angesprochen.. Egal welchem Geschlecht sie sich zugehörig fühlen - Ich habe versucht, das in meinem Buch so gut wie möglich umzusetzen.

Für meine Lieblingsmenschen

wear your scars like wings

A kid asks his mom
When will this pain pass
She blows gently on the scratch
And says
It will not last
Yet it leaves a mark

A teen asks her dad
Why her heart still hurts
He tells her
One day it will sing
Yet it leaves a sting

You shout into the universe in disbelief and cry
The only question: Why
You think it won't pass

Yet one day your tears will dry
There is a bright blue sky
With all those scars and a little smile
You'll spread your wings and fly

Frederic Scholtka

Inhaltsverzeichnis

Vorwort..10

1. Teil: Dein Körper braucht dich jetzt

1.1 Nervensystem...15
1.2 Ernährung..23
1.3 Mikronährstoffe...30
1.4 Säure-Basenhaushalt..40
1.5 Darmgesundheit...46
1.6 Bewegung...53
1.7 Lymphsystem..60

2. Teil: Seelenpflege

2.1 Meditation..66
2.2 Emotionen..73
2.3 Hochsensibilität...78
2.4 Selbstliebe..82
2.5 Wald..91
2.6 Dankbarkeit..95

3. Teil: Du & Ich

3.1 Fatigue..99
3.2 Was kann ich als Angehörige*r tun?..........................107
3.3 Meine persönliche Geschichte...................................112

Inhaltsverzeichnis

4. Teil: Aktuelles
4.1 CAR-T-Zellen bei SLE 118

5. Teil: Nach der Theorie kommt die Praxis
5.1 Food Chart 125
5.2 Säure- und Basentabelle 128
5.3 Saisonkalender 132
5.4 Rezepte 139
5.5 Yogaübungen 169

Nachwort 184

6. Teil: Ergänzungen
6.1 Glossar 192
6.2 Kontaktdaten 198
6.3 Quellenangaben 202

Hey it's me, Miss Sunshine!

Ich möchte dich gerne auf meine persönliche Reise mitnehmen. Ich habe den bösen Wolf getroffen und er und ich haben einige Kämpfe ausgefochten. Über eine sehr lange Zeit habe ich viele Federn gelassen. Das war die schlimmste und gleichzeitig beste Reise meines Lebens, mit der Person, die am wichtigsten für mich geworden ist:

ICH. Das hatte ich viele Jahre lang vergessen.

Aber von vorn: Warum eigentlich „Miss Sunshine"? Ich habe in meinem Leben immer wieder gehört: „Du strahlst wie die Sonne", „Du bist so optimistisch" – auch während der akuten Krankheitsphase. Oberflächlich gesehen war das auch immer so und dieses Bild von mir hat mir sehr gut gefallen. Die starke Optimistin, die alles im Griff hat, die die Kontrolle nie verliert, die rundum zufrieden und glücklich ist. Das entsprach aber nie so richtig der Wahrheit. In meinem Inneren sah es oft ganz anders aus. Die letzten Jahre habe ich mich immer leerer und ausgelaugter gefühlt, egal, wie gut es von außen betrachtet lief.

Ich hatte immer das Gefühl, dass in mir irgendetwas fehlt, um wirklich glücklich zu sein. Alles hat sich unglaublich schwer und anstrengend angefühlt. Aber ich dachte: Wenn ich mich nur mehr anstrenge, dann bin ich bestimmt glücklich. Wenn ich noch ein bisschen abnehme, bin ich bestimmt glücklich. Wenn ich mehr Geld verdiene, bin ich bestimmt glücklich. Meine persönliche „WENN ICH…" Aufstellung war erschreckend lang. Auf dieser Suche nach dem Glück war ich eigentlich schon immer. Aber was sucht man da genau und wo? Etwas, das erfüllt, komplett macht, uns ankommen lässt?
Uns besonders fühlen lässt? Kennst du dieses Gefühl? Eigentlich fängt man immer im Außen an zu suchen. Mit tollen Reisen, dem neuen Auto, beim Shopping – die Liste ist endlos lang. Auch ich habe auf diesem Weg versucht, meine innere Leere zu betäuben.

Dann kam der böse Wolf um die Ecke. Plötzlich war ich körperlich so schwach, dass ich mich mit mir selbst auseinandersetzen musste. Ich hatte keine Möglichkeit mehr, mich in irgendeiner Art und Weise abzulenken, mir Zerstreuung zu suchen oder mich mit anderen Menschen zu beschäftigen. Je mehr Rückschläge ich einsteckte, je mehr

Vorwort

ich mich zurückziehen musste, weil ich für die Welt da draußen keine Kraft mehr hatte, desto mehr fing ich an, mich selbst zu sehen. Vor allem fing ich an, zu verstehen, dass da ganz viel in mir schlummerte, dem unbedingt Beachtung geschenkt werden musste. Dieser Gedankengang brachte den Stein ins Rollen. Ich beschäftigte mich mit diesem kleinen ausgelaugten Häufchen Elend und je länger ich das tat, desto mehr habe ich auch verstanden, um was es bei Heilung geht. Der Körper und die Seele bilden eine feste Einheit und beide benötigen ungeteilte Aufmerksamkeit, wenn man sich auf seine persönliche Reise macht. Eine Reise der ganzheitlichen Heilung.

Vom Nervensystem über die Ernährung bis hin zur Selbstliebe habe ich in diesem Buch alles zusammengefasst, was für mich auf meinem Heilungsabenteuer wichtig war. Ich hoffe, ich kann dich damit auf deiner eigenen Reise ein kleines Stück begleiten, dich inspirieren und dir an der einen oder anderen Stelle auch ein Lächeln ins Gesicht zaubern. Wenn du also Lust hast, trotz deines persönlichen „bösen Wolfes" ein glückliches Leben zu führen, dann sauge alle Informationen auf und vielleicht können wir dann bald gemeinsam einen „Happy Dance" aufführen. Ich freue mich schon sehr auf dich! Es ist ein Geschenk für dich, du tapfere*r Kämpfer*in! Ich möchte, dass du es von Anfang an leichter hast, dass deine Lieben dieses Buch lesen und dich besser verstehen und unterstützen können. Ich wünsche mir, dass du trotz allem vor Lebensfreude nur so strotzen kannst und dass du dir deine Welt zurückeroberst, in deinem Rhythmus und in deiner Art.

Jetzt geht es los! Wir stellen uns dem bösen Wolf, unseren Gefühlen, unserer Lebensführung und lassen es gemeinsam so richtig krachen.

Es wird erschreckend, lustig, liebevoll, traurig und wundervoll zugleich!

XOXO, Miss Sunshine

Hey it's me, der böse Wolf!

Auch bekannt als „systemischer Lupus erythematodes". Ich habe unendlich viele Gesichter und bin deshalb auf den ersten Blick nicht leicht zu erkennen. Man bezeichnet mich als eine eher seltene Autoimmunerkrankung. In Deutschland vermutet man mich ca. 30.000-mal.

Ich lasse deine Gelenke anschwellen, kann Entzündungen an Herz und Nieren auslösen, kann deine Lunge angreifen und deine Haut. Typisch ist, dass Nase und Wangen sich schmetterlingsförmig röten. Ich verursache aber auch Hautveränderungen, die wie eine Art Schuppenflechte auftreten. Auch deine Hände, dein Rücken, dein Gesicht und deine Kopfhaut suche ich mir manchmal aus. Ich kann epileptische Anfälle auslösen, Schlaganfälle, Kopfschmerzen, Entzündungen im Rückenmark, kognitive Störungen, psychische Symptome und Durchblutungsstörungen. Vor allem gefällt es mir, mich bei Frauen im gebärfähigen Alter einzunisten. Man vermutet, es liegt an den Hormonen[1]. Es gibt mich aber auch bei Kindern, Jugendlichen und Männern.

Wie mache ich das alles?

Ich bin eine Autoimmunerkrankung, ich verursache, dass dein Immunsystem[2] sich gegen dich selbst richtet, und deshalb entstehen diese vielfältigen Symptome. Eben weil ich so unterschiedlich in Erscheinung trete, ist es nicht ganz leicht, mich zu erkennen. Um sicher zu gehen, muss man ganz spezielle Werte im Blut überprüfen, und oft dauert es mehrere Jahre, bis die Diagnose gestellt wird. Ich bin immer noch nicht ganz erforscht und man ist sich nicht sicher, was genau diese Reaktionen im Körper auslöst. Bevor ich richtig ausbreche und die ersten Symptome auftreten, schlummere ich oft schon lange im Körper der Betroffenen Personen. Die Wissenschaftler*innen und Mediziner*innen gehen davon aus, dass ich durch Medikamente, Hormone, Sonne, Infektionen, Vitamin-D-Mangel und Rauchen aktiv werden kann.

Vorwort

Wieso heiße ich eigentlich „Wolf"?

Der Name Lupus erythematodes wurde mir von dem lombardischen Chirurgen Roger Frugardi (um 1140–1195) gegeben, er ist aber auch schon im 10. Jahrhundert belegt. Der Begriff „Lupus" leitet sich vom lateinischen Namen für den Wolf ab. Früher verglich man die Narben, die nach dem Abheilen der Hautschäden verbleiben, mit Narben von Wolfsbissen. Heute kommt es dank moderner Behandlungsmöglichkeiten nur noch selten zu diesen Narben. Das Wort „erythematodes" bedeutet „errötend" und verweist auf die Hautrötungen des Schmetterlingserythems, das ich bei vielen Betroffenen auslöse.

Wie wird man mich wieder los?

Die Wahrheit ist, wenn ich einmal da bin, gehe ich leider nicht mehr. Ich bin eine chronische Krankheit. Aber man kann mich zähmen. Die Ärzt*innen behandeln die jeweiligen Symptome mit verschiedenen Medikamenten. Diese haben allerdings viele Nebenwirkungen und die Suche nach der richtigen Therapie dauert oft lange. Miss Sunshine habe ich, wie so viele andere, ganz schön geärgert.

Bis sie dann plötzlich angefangen hat, verschiedene Dinge auszuprobieren, die mich verwirrt und schließlich gezähmt haben. Ich wollte ihr ja gar nicht so sehr wehtun, aber so bin ich halt. Irgendwann hat sie sich sogar mal bei mir bedankt, dass ich ihr die Augen geöffnet habe. Sie hat gesagt, sie hat sich zu wenig um sich selbst gekümmert, und dann musste sie es plötzlich.

Ich glaube nicht, dass wir gute Freunde werden. Aber wir haben viel voneinander gelernt und das will sie euch hier alles erzählen. Gleich bekomme ich mein Fett weg, glaube ich!

XOXO, der böse Wolf

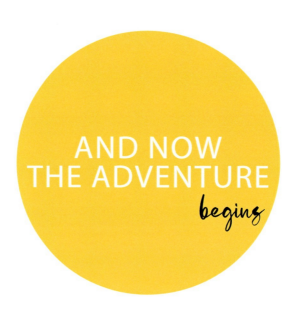

Nervensystem

Als ich im Mai 2019 nach über vier Wochen, die ich zum Teil auf der Intensivstation verbringen musste, aus dem Krankenhaus entlassen wurde, war ich weit entfernt von gesund. Ich hatte immer noch Wasser in meiner Lunge und meine Niere war weiterhin stark geschädigt. Die Entzündung im Herzen war immerhin wieder abgeklungen. Aber ich war zu schwach für jeden einzelnen Schritt und jeder Atemzug tat mir unendlich weh. Was mir aber am meisten zu schaffen machte, war mein Nervensystem, das von dem monatelangen Stress völlig aus der Balance geraten war.

Wenn mir damals schon bewusst gewesen wäre, dass man hier etwas tun kann, wären mir die ersten Monate definitiv leichter gefallen. Ich war wie ein anderer Mensch. Ich heulte stundenlang, bei der geringsten Anstrengung lief mir der Schweiß in Strömen den Körper runter. Ich habe das liebevoll „Nervenschwitzen" genannt, aber schön war es nicht! Ein Telefongespräch oder Besuch waren undenkbar, weil ich danach so erschöpft war, dass ich nicht mehr aufstehen konnte. Über ein Jahr habe ich keine Nacht durchgeschlafen, oftmals habe ich gar nicht geschlafen, weil ich Angst hatte, nicht mehr aufzuwachen. Mein Kreislauf spielte verrückt, der Puls hüpfte, ich hatte Herzrasen. Ich war nur in der Lage, im Bett zu essen, konnte ausschließlich ruhige Dokumentationen ohne Gewalt und grelle Lichter schauen.

Dauernd war da ein Gefühl von extremer innerer Unruhe, Kleinigkeiten warfen mich emotional völlig aus der Bahn. Ich musste mir also in irgendeiner Art und Weise eine kleine Welt erschaffen, in der nur Liebe, Harmonie und Frieden herrschten. Na, was denkst du, wie das gelaufen ist? Richtig, eher nicht so gut. Schließlich läuft die Welt weiter und man kann nicht einfach auf Pause drücken.

Ich hatte regelmäßige Kontrolltermine bei meinem Hausarzt, die mich so sehr angestrengt haben, dass ich danach wieder zwei Wochen nicht aufstehen konnte. Menschen aus meinem direkten Umfeld machten sich natürlich Sorgen und wollten wissen, was los ist.

Nervensystem

Von allen Seiten prasselte es auf mich ein: Hast du dich schon an die Berufsunfähigkeitsversicherung gewandt? Können Sie zur Reha gehen? Wie geht es weiter? Am Anfang habe ich nur funktioniert. Dabei war ich ehrlicherweise noch nie in meinem Leben so überfordert, weil mein Körper einfach nicht mehr konnte. Aber das habe ich zu Beginn gar nicht richtig begriffen. In meinen Nachrichten an meine Arbeitskolleg*innen habe ich aus voller Überzeugung immer geschrieben: „Ich bin bald wieder da", weil die Zeit gefehlt hat, mich wirklich mit meiner Situation und mir auseinanderzusetzen. Mein Nervensystem war vollkommen überfordert – und das hat es mich spüren lassen.

Um besser zu verstehen, wie unser Nervensystem arbeitet und was im Körper passiert, wenn es aus der Balance gerät, gibt es jetzt ein paar Fakten. Das Nervensystem des Menschen gliedert sich, entsprechend seiner Lage im Körper, in das zentrale und das periphere Nervensystem:

Das zentrale Nervensystem (ZNS) besteht aus Rückenmark und Gehirn und ist zuständig für die Verarbeitung und Weiterleitung von körpereigenen und von der Außenwelt kommenden Reize. Diese lösen im Körper Reaktionen wie z. B. Schmerzempfinden aus. Das ZNS koordiniert außerdem sämtliche motorischen Eigenleistungen unseres Körpers und reguliert dabei ablaufende Abstimmungsvorgänge zwischen den Organen, auch hormoneller Art.

Das periphere Nervensystem (PNS) umfasst den Teil des Nervensystems, der außerhalb des Gehirns und Rückenmarks gelegen ist. Es umfasst alle Nerven, z. B. die Hirnnerven, die Nerven aus dem Rückenmark, das Darmnervensystem, Nerven, die eine Verbindung zwischen zentralem Nervensystem und Körperperipherie[1] schaffen, z. B. Sinnesorgane oder Muskeln.

Sowohl das ZNS als auch das PNS sind weiter unterteilt in das vegetative Nervensystem (oder auch viszerales, autonomes Nervensystem oder Vegetativum genannt) und das somatische Nervensystem.

Nervensystem

Über das vegetative Nervensystem werden die lebenswichtigen, unbewussten Funktionen wie Herzschlag, Atmung, Verdauung und Stoffwechsel kontrolliert und gesteuert. Auch andere Organe oder Organsysteme werden vom vegetativen Nervensystem beeinflusst, so beispielsweise Hormone, Schweißdrüsen, das Blutgefäßsystem (Blutdruck) oder die inneren Augenmuskeln (Pupillenreaktion).

Man untergliedert das vegetative Nervensystem nach funktionellen[2] und anatomischen[3] Gesichtspunkten in:

- Sympathisches Nervensystem (Sympathikus)
- Parasympathisches Nervensystem (Parasympathikus)
- Enterisches Nervensystem (ENS) – das Nervensystem des Magen-Darm-Trakts, das ein vollkommen selbstständiges Regelsystem ist, jedoch durch Signale vom Sympathikus und Parasympathikus beeinflusst wird.

Der Sympathikus ist für eine Aktivitätssteigerung des Organismus zuständig (Kampf/Flucht). Der Parasympathikus steht für Ruhe- und Regenerationsphasen sowie für die Verdauung. Sie sind also funktionell gesehen Gegenspieler.

Das Somatische Nervensystem (auch animales/animalisches, cerebrospinales oder auch willkürliches Nervensystem genannt) ermöglicht beim Menschen eine bewusste Wahrnehmung der Umwelt und des eigenen Körpers über die Sinnesorgane und willentliche Aktionen über die Muskeln. Nervenzellen[4] reagieren und interagieren durch elektrische Impulse. Sie sind darauf spezialisiert, Signale von anderen Zellen zu empfangen und ihrerseits Signale an andere weit entfernte Zellen schnell und zielgenau zu übermitteln. Diese Signale ermöglichen es dem Menschen, vereinfacht gesagt, zu fühlen, zu handeln und zu denken. Wenn man sich also die komplizierten Aufgaben des Nervensystems bewusst macht, sieht man, wie viele verschiedene „Störungen" auftreten können. Dauerhafte Stresssituationen, unverarbeitete Emotionen, Schockerlebnisse und vieles mehr können Auslöser sein.

Nervensystem

Bei jedem länger anhaltenden emotionalen und gesundheitlichen Problem leidet das Nervensystem mit – und die Heilung wird erschwert. Das betrifft Menschen mit chronischen Krankheiten ganz besonders, weil der Körper eigentlich nonstop unter Stress steht. Dazu kommen die Ängste und Sorgen. Ich glaube, gerade wenn man ganz neu eine Diagnose bekommen hat, ist man überwältigt von der körperlichen Schwäche und der Angst davor, wie alles weitergehen soll.

Was kannst du also tun, um dein Nervensystem zu beruhigen?

Komm mit zum „Nervensystem-Heilungskommando"! Die goldene Regel lautet: Vermeide jegliche Art von Stress – gerade in den Hochphasen der Krankheit. Ich weiß, das ist viel leichter gesagt als getan, aber es ist für dich jetzt absolut essentiell und das musst du dir immer wieder klarmachen! Baue regelmäßige Ruhe und Entspannungsübungen in deinen Alltag ein. Um wieder zu Kräften zu kommen und dein Stresslevel so niedrig wie möglich zu halten, musst du lernen, ein*e „Gesundheitsegoist*in" zu werden. Das war bei mir ein sehr langer und holpriger Prozess.

Was meine ich mit „Gesundheitsegoist*in"?

Hör auf, dich zu rechtfertigen und mit emotionalem Ballast von anderen zu beladen. Hör auf, dich schlecht zu fühlen, weil vielleicht gerade jemand anderes deine Arbeit übernehmen muss. Hör auf, dir utopische Ziele zu setzen, das setzt dich nur noch mehr unter Druck. Hör auf, dir Gedanken zu machen, warum sich jemand plötzlich nicht mehr bei dir meldet oder komisch reagiert, weil du gerade nicht so funktionierst, wie gewohnt. Grenze dich klar ab. Verstehst du, was ich meine? Alles, was gerade um dich kreist und dir nicht guttut, egal ob körperlich oder seelisch, wird erstmal ausgeblendet. Das bedeutet nicht, dass du dir die Decke über den Kopf ziehen musst und dich in einer Höhle verkriechen sollst. Das bedeutet nur: Du bist jetzt der wichtigste Mensch der Welt und kümmerst dich mit ganz viel Liebe um deine Heilung. Aber auch wenn du in Remission[5] bist, solltest du ganz genau auf dein Stressniveau achten, weil zu viel

Stress und Anspannung wieder neue Schübe auslösen können. Vor dem Ausbruch meiner Krankheit dachte ich immer, dass es ganz normal sei, ständig Stress zu haben und gehetzt durch den Alltag zu rennen. Ist es aber eigentlich nicht – und schon gar nicht gesund! Also: Auch wenn diese Zeilen gerade ein völlig gesunder Mensch liest: Stress ist einfach nicht mehr „in".

Es gibt verschiedene Methoden, um mit herausfordernden Situationen umzugehen und Stress zu mindern. Ich habe mich zum Beispiel intensiv mit meinen Emotionen auseinandergesetzt, mich mit dem Thema Selbstliebe beschäftigt und die Meditation für mich entdeckt. Genauso wie eine gesunde und ausgewogene Ernährung. Denn nur wenn das Nervensystem mit ausreichend Vitaminen und Nährstoffen versorgt wird, kann es in Balance bleiben. Wenn du dann deine hübsche Nase auch noch regelmäßig im Wald an die frische Luft reckst und Bewegung in deinen Alltag integrierst, wirst du bald eine Verbesserung deines Nervensystems wahrnehmen. Ausführlichere Informationen zu den Themen Selbstliebe, Ernährung, Bewegung, Meditation und noch vieles mehr findest du in diesem Buch.

Zur Unterstützung bieten sich auch pflanzliche Medikamente an, die dir bei der Entspannung deines Nervensystems helfen können. Das ist besonders während eines Schubs empfehlenswert, denn oftmals fehlt gerade am Anfang die Kraft, lächelnd in der Yoga-Hose grüne Säfte zu schlürfen und das Bio-Gemüse künstlerisch wertvoll auf dem Teller anzurichten. Es gibt eine ganze Bandbreite an pflanzlichen Präparaten, die sanft dein Nervensystem beruhigen und auch einen gesunden Schlaf fördern. Mir persönlich hat ein pflanzliches Medikament auf Basis von Jasmin sehr gut geholfen. Bitte suche dir hierzu aber erstmal medizinischen Rat und kläre auch unbedingt ab, ob sich die pflanzlichen Medikamente mit deiner Basistherapie vertragen.

Das Nervensystem

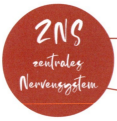

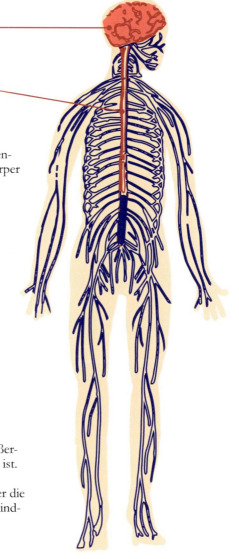

- zuständig für die Verarbeitung und Weiterleitung von körpereigenen und von der Außenwelt kommenden Reizen. Diese lösen im Körper Reaktionen wie z.B. Schmerzempfinden aus.
- koordiniert sämtliche motorische Eigenleistungen unseres Körpers und reguliert dabei ablaufende Abstimmungsvorgänge zwischen den Organen.

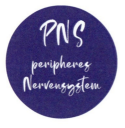

- umfasst den Teil des Nervensystems, der außerhalb des Gehirns und Rückenmarks gelegen ist.
- umfasst alle Nerven z.B. die Hirnnerven oder die Nerven aus dem Rückenmark, die eine Verbindung zwischen zentralem Nervensystem und Körperperipherie schaffen.

Das Nervensystem

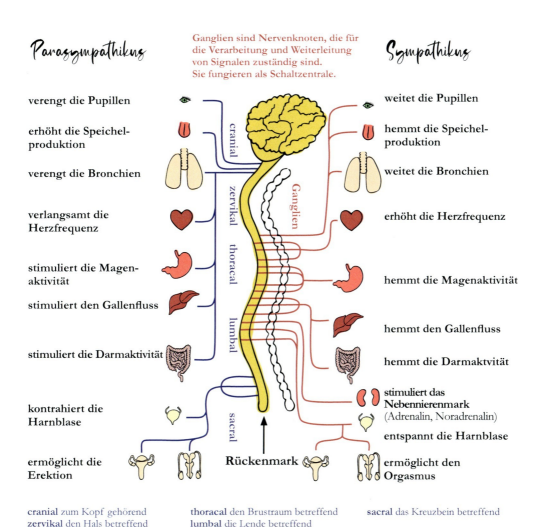

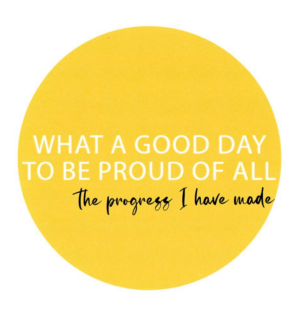

Ernährung

Ich hoffe, dir geht es schon ein bisschen besser und du hast Lust, dich mit dem nächsten, wirklich wichtigen Thema für deine persönliche Heilungsreise auseinanderzusetzen: der Ernährung. Du bist, was du isst – oder wie ist das denn jetzt genau?

Es gibt mittlerweile so viele Ernährungstipps, Diäten und Empfehlungen, dass es einem wirklich schwindelig wird. Ich habe während der ganzen Zeit immer wieder verschiedene Ansichten zu dem Thema Ernährung und Autoimmunerkrankungen gelesen und gehört. Von „Du kannst dich durch die richtige Ernährung heilen" bis zu „Die Ernährung hat keinerlei Einfluss auf deinen Gesundheitszustand". Das hat mich wahnsinnig gemacht, weil ich überhaupt nicht mehr wusste, was jetzt richtig oder falsch ist. Wenn du dich schon mal ein wenig mit dem Thema befasst hast, kennst du das Gefühl wahrscheinlich. Deshalb habe ich angefangen, intensiv zu recherchieren.

Ich hatte das große Glück, dabei auf verschiedene Artikel und wissenschaftliche Bücher zu stoßen (z. B. „Die China Studie" von Dr. T. Colin Campbell), die mir unheimlich geholfen haben, die für mich richtige Ernährung zu finden. Dieses Wissen möchte ich von ganzem Herzen an dich weitergeben. Ich lebe heute glutenfrei und vegan und verzichte zum großen Teil auf Zucker und Nachtschattengewächse. Hört sich übel an, oder?

Meine Ernährung war vorher nie darauf abgestimmt, so gesund wie möglich zu sein, sondern eher darauf, so dünn wie möglich zu sein. Es musste immer alles schnell gehen. Ich war eine absolute Stressraucherin und habe am Wochenende auch mal Alkohol getrunken, um die Hektik der Woche loszuwerden. Wenn ich die Umstellung geschafft habe, schaffst du sie locker.
Von der „Partymaschine" zum „Brokkoli-Gangster". Los geht's! Gib dir vor allem eins: Zeit. Ich bin am Anfang von Gemüse nicht satt geworden, hatte Hummus-Fressattacken. Dein Körper macht eine Art Entzug durch, vor allem wenn du anfängst, auf Gluten[1] zu verzichten. Sei liebevoll mit dir und versuche es jeden Tag aufs Neue.

Ernährung

Nach ein paar Wochen fällt es dir zunehmend leichter und du wirst merken, wie viel besser du dich fühlst. Deine Verdauung läuft rund, du bist wacher und fitter. Dein Körper regeneriert sich viel schneller, weil er nicht nur damit beschäftigt ist, schwere Kost zu verdauen. Ich habe für mich herausgefunden, dass es mir nicht guttut, regelmäßig Nachtschattengewächse (Tomaten, Auberginen, Paprika und Kartoffeln) zu essen. Sie enthalten Stoffe, die Entzündungsreaktionen auslösen können. Bei mir haben sich z. B. immer nach dem Verzehr von größeren Mengen die Gelenke an den Füßen und Knien „beschwert". Das ist aber bei jedem Menschen verschieden und es gibt hierzu keine allgemeingültige Aussage. Es ist wichtig, zu verstehen, dass man diese Art der Ernährung unbedingt gesund und abwechslungsreich gestalten muss. Wenn du dich nur von glutenfreien Chips ernährst, wirst du dich natürlich nicht besser fühlen. Aber mit ein bisschen Übung und den richtigen Tipps ist das alles gar nicht so schwer. Um dir den Start zu erleichtern, habe ich dir meine Lieblingsrezepte am Ende des Buches eingefügt, und ich weiß, du wirst sie genießen. Jeder Bissen und jeder Schluck bringen dich ein Stückchen weiter auf deiner Reise Richtung Heilung.

Da ich aber nur ein Möchtegernprofi bin, darf ich dir Jenny Krepp, die Gründerin von „Team Healthy" in Frankfurt a. M. vorstellen. Sie ist vegane Ernährungsberaterin und klärt uns jetzt mal so richtig auf. Sie bietet Beratungen per Skype an, falls du auch gerne mal mit ihr sprechen möchtest. Ihre Kontaktdaten findest du am Ende des Buches.

Jenny, kann eine vegane Ernährung Autoimmunerkrankungen positiv beeinflussen?

Ja. Im Allgemeinen rät man bei Autoimmunerkrankungen dazu, auf Lebensmittel zu verzichten, die das Potenzial haben, Krankheitssymptome hervorzurufen und Entzündungen zu fördern, wie z. B. Milchprodukte, Eier, Fleisch, glutenhaltige Lebensmittel, raffinierter Zucker usw. Oftmals können durch den Verzicht dieser Lebensmittel schon relativ schnell Verbesserungen erreicht werden.

Ernährung

Warum ist es sinnvoll, auf Gluten zu verzichten?

Menschen mit autoimmunen Störungen haben oft eines gemeinsam: Darmprobleme. Unser Darm (siehe auch Kapitel „Darmgesundheit" ab Seite 46) spielt eine sehr wichtige Rolle für unsere Gesundheit. Denn im Darm sind 80 Prozent des Immunsystems lokalisiert. Je schwerer die Autoimmunerkrankung, desto ausgeprägter ist häufig das sogenannte „Leaky-Gut-Syndrom", durch das unverträgliche Nahrungspartikel ungehindert aus dem Darm in den Blutkreislauf gelangen und Entzündungen hervorrufen.
Gluten, das als Klebereiweiß oft beim Backen eingesetzt wird, ist gerade für einen angegriffenen Darm sehr schwer verträglich und kann weitere Immunstörungen im Körper auslösen. Daher rate ich dazu, zunächst auf Gluten zu verzichten, um die Darmgesundheit zu verbessern.

Ist es wichtig, Zucker zu reduzieren oder ganz wegzulassen? Gibt es gute Alternativen?

Auch Zucker ist aufgrund seiner entzündungsfördernden Eigenschaft bei Autoimmunerkrankungen nicht empfehlenswert. Verarbeiteter Zucker liefert außerdem nur kurzfristig Energie und lässt den Blutzuckerspiegel schnell wieder sinken. Dadurch wird man nach dem Essen schnell wieder hungrig und häufig auch müde. Weiterhin schwächt Zucker auch das Immunsystem und wirkt sich ungünstig auf die Darmgesundheit aus. Bei der Lebensmittelauswahl ist es wichtig, auch auf versteckten Zucker z. B. in Soßen und Fertiggerichten zu achten. Zucker versteckt sich oftmals unter anderen Namen wie Saccharose, Glukosesirup, Maltose usw. Gute Alternativen beim Süßen wären Ahornsirup, Kokosblütenzucker, Dattelsüße, Stevia und Agavendicksaft. Beim Backen kann man auch sehr gut mit Apfelmus, Bananen und Datteln süßen. Es gibt also wunderbare Alternativen zum herkömmlichen Industriezucker.

Ernährung

Was sind stark verarbeitete Lebensmittel und warum soll man sie besser meiden?

Stark industriell verarbeitete Lebensmittel enthalten viele verschiedene Zutaten und zumeist eine Vielzahl an Konservierungs- und Zusatzstoffen, wie beispielsweise Geschmacksverstärker. Diese können den Appetit steigern. Ein gutes Beispiel hierfür ist Glutamat[2]. Wenn Glutamat künstlich in Fertiggerichten und Restaurants eingesetzt wird, wirkt es appetitsteigernd und wir essen mehr, als wir eigentlich benötigen. Somit hat man eine höhere Kalorienzufuhr und gleichzeitig viel weniger Nährstoffe als bei einer frisch gekochten Mahlzeit. Besondere Vorsicht ist bei Tütensuppen und Fertiggerichten geboten. Hier versteckt sich das Glutamat oft in Form von Hefeextrakt.

Welche Nahrungsergänzungsmittel sollten Veganer*innen täglich zu sich nehmen?

Bei einer veganen Ernährung sollte man unbedingt täglich Vitamin B12 einnehmen. Zusätzlich möchte ich auch ein Augenmerk auf das Vitamin D lenken, hier kann es besonders in den Wintermonaten in Deutschland schnell zu einem Mangel kommen. Deshalb empfehle ich, auch das zu supplementieren (nicht nur bei einer veganen Ernährung). Weitere Nahrungsergänzungsmittel empfehle ich nur, wenn ein Bluttest bestimmte Mängel aufzeigen sollte. Einige Nährstoffe, die bei der veganen Ernährung als kritisch angesehen werden, lassen sich meiner Erfahrung nach problemlos mit einer vollwertigen pflanzlichen Ernährung decken. Und: Viele Medikamente sind Nährstoffräuber. Wer also dauerhaft ein Medikament einnimmt, dem kann ich das Buch „Arzneimittel als Mikronährstoff-Räuber" von Uwe Gröber und Klaus Kisters empfehlen.

Wie kann ich mein Immunsystem stärken?

Viele pflanzliche Nahrungsmittel enthalten Nährstoffe und Antioxidantien[3], die das Immunsystem unterstützen. Hier einige Beispiele: Orangen, Zitronen, Paprika, Tomaten und Brokkoli bieten Vitamin C. Grünes Blattgemüse, Wurzelgemüse, Getreide, Nüsse und Samen sind gute Quellen für B-Vitamine. Farbenfrohes Obst (besonders alle Beeren) und Gemüse bieten dem Körper Carotinoide[4] und Flavonoide[5]. Pilze, Knoblauch, Zwiebeln und Ingwer stärken die Abwehrkräfte im Allgemeinen.

Wie sieht die optimale Verteilung auf dem Teller aus?

Die Hälfte von unserem Teller sollte mit Obst und Gemüse gefüllt sein, wobei hier zwei Teile Gemüse und ein Teil Obst die optimale Verteilung ist. Diese sind eine wichtige Quelle für Vitamine, Mineralstoffe, Ballaststoffe[6] und sekundäre Pflanzenstoffe[7]. Ein Viertel der Lebensmittel auf unserem Teller sollten die gesunden Kohlenhydratquellen ausmachen. Glutenfreie Quellen hierfür sind: Reis, Hirse, Buchweizen, Amaranth und Quinoa. Das noch übrige Viertel bietet Platz für die pflanzlichen Proteinquellen.
Hier sind besonders die Hülsenfrüchte wie Bohnen, Linsen und Erbsen hervorzuheben. Produkte auf Sojabasis wie Tofu, sind neben verschiedenen Getreidesorten, wie beispielsweise Buchweizen und Quinoa, auch gute Proteinquellen. Nüsse und Samen enthalten nicht nur viel Protein, sondern sind auch vielseitig einsetzbar und sollten daher in der veganen Ernährung ihren Platz finden. Jeder Mensch und seine individuelle Situation sind verschieden und daher sollte man dies auch bei der optimalen Verteilung berücksichtigen. Daher kann es sinnvoll sein, sich professionell beraten zu lassen, wenn es um die Feinheiten geht.

Ein Tipp, den ich Klient*innen oft gebe, ist, auf das berühmte Bauchgefühl zu hören und auch zu lernen: Was tut mir persönlich gut und was nicht.

Die Ernährungspyramide
vegan & glutenfrei

- Vitamin D & B12
- pflanzliche Fette & Öle
- Hülsenfrüchte, Sojaprodukte, Nüsse & Samen
- glutenfreie Kohlenhydrate
- Obst & Gemüse
- Wasser & Tee

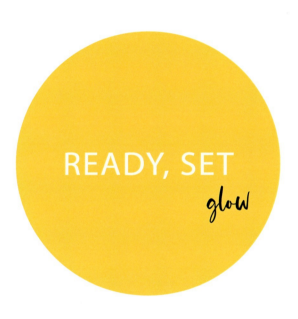

Mikronährstoffe

Hast du die Rezepte am Ende des Buches schon in Augenschein genommen? Ich hoffe, du bist schon gespannt, was wir noch für deinen Körper tun können, damit es dir bald etwas besser geht. Dieses Kapitel ist ein bisschen wie eine Lehrstunde, auf die man eigentlich keine Lust hat, die man aber für den Abschluss benötigt. Also ruhe dich vor dem Lesen lieber etwas aus. Dann kannst du dich besser auf unser nächstes Abenteuer „Ich werde ein Streber" einlassen.

Wenn deinem Körper etwas fehlt, läuft er nicht richtig rund und das zeigt er dir in Form von unterschiedlichsten Symptomen. Einige davon kennst du bestimmt. Bei vermehrtem Haarausfall kann zum Beispiel Zinkmangel die Ursache sein. Zu wenig Magnesium verursacht oft Muskelkrämpfe. Zu wenig Eisen verursacht Müdigkeit und Schlappheit. Dass es da aber viel mehr Mikronährstoffe gibt, die dich erst richtig auf Hochtouren laufen lassen, wenn du gut damit versorgt bist, wissen die wenigsten. Dabei sollten sich gerade Personen mit Autoimmunerkrankungen damit auseinandersetzen.

Denn viele Mikronährstoffe haben einen regulierenden Einfluss auf die Aktivität des Immunsystems und sind deshalb sehr wichtig zur Begrenzung überschießender Immunreaktionen. Um deinen Körper mal so richtig zu durchleuchten, empfehle ich dir deshalb eine sogenannte Mikronährstoffanalyse. Bestimmt gibt es auch bei dir in der Nähe eine Praxis, die sich hierauf spezialisiert hat. Lasse dich umfassend beraten, dann wird dir einmal Blut abgenommen und im Anschluss das Ergebnis mit dir besprochen.

Ich empfehle auch jedem völlig gesunden Menschen, solch einen Test zu machen, weil man hiermit auch vielen Krankheiten, Erschöpfungszuständen u. v. m. vorbeugen kann. Diese Laboranalyse zeigt auf, ob und welche Vitamine, Mineralstoffe, Spurenelemente und Aminosäuren fehlen, die z. B. für dein Immunsystem relevant sind. Diese Mängel können dann gezielt behoben werden. Du wirst wahrscheinlich erstaunt sein, wie viele Mikronährstoffe deinem Körper fehlen. Warum? Durch Stress, Medikamente und andere äußere Einflüsse kommt der Körper einfach aus dem Gleichgewicht und es entstehen Mängel.

Vielleicht warst du auch vor Ausbruch der Krankheit nicht unbedingt ein „Gemüse-Gangster" und „Vitamin-Junkie". Aber keine Angst, die gute Nachricht ist: Es gibt vegane und zusatzstofffreie Nahrungsergänzungsmittel, die sehr gut verträglich sind. Schon nach einigen Wochen wirst du merken, wie viel mehr Power dein Körper hat und wie alles Schritt für Schritt besser wird. Und in Kombination mit einer ausgewogenen Ernährung, die auf deine eventuellen Mängel abgestimmt ist, wirst du bald eine Veränderung spüren. Aber was genau ist eine Aminosäure? Welche Arten von Vitaminen gibt es?

Aminosäuren

Aminosäuren sind Bausteine sämtlicher Proteine, also Eiweiße, und haben darüber hinaus zahlreiche weitere Funktionen in unserem Stoffwechsel. Einige Aminosäuren können vom Organismus selbst gebildet werden, sie werden als nicht-essentielle Aminosäuren bezeichnet. Hierzu gehören: Alanin, Asparagin, Asparaginsäure, Cystein, Glutamin, Glutaminsäure, Glycin, Prolin, Serin und Tyrosin.

Essentielle Aminosäuren kann der Körper nicht selbst herstellen, diese müssen mit der Nahrung zugeführt werden. Dazu zählt man: Isoleucin, Leucin, Valin, Lysin, Methionin, Phenylalanin, Threonin und Tryptophan. Bei einer veganen, glutenfreien Ernährung kann man diese über Hülsenfrüchte, Nüsse und Samen aufnehmen. Aber auch in Getreide, wie z. B. Buchweizen, und grünem Gemüse, beispielsweise in Brokkoli und Spinat, sind die essentiellen Aminosäuren enthalten.

Dazwischen gibt es eine Gruppe von Aminosäuren, die üblicherweise aus anderen Aminosäuren gebildet werden können. Diese bezeichnet man als semi-essentielle Aminosäuren. Dazu gehören Arginin und Histidin.

Mikronährstoffe

Zu den Aminosäuren wird in der Regel auch Taurin gezählt, obwohl es streng genommen keine Aminosäure ist, sondern eine Aminoethansulfonsäure[1]. Taurin hat ebenfalls zahlreiche wichtige Funktionen im Stoffwechsel. Dann gibt es noch die Aminosäure L-Carnitin. Sie entsteht aus der Verbindung der essentiellen Aminosäuren Lysin und Methionin.

Unter bestimmten Umständen, z. B. bei Krankheiten oder Verletzungen, kann es sein, dass nicht genügend Aminosäuren gebildet werden, um den Bedarf des Körpers zu decken, und es kommt zu einem Mangel. Deshalb ist es gerade bei aktueller Krankheit zu empfehlen, eine Mikronährstoffanalyse durchzuführen. Hier werden nämlich auch alle Aminosäuren auf ihre Verfügbarkeit im Blut getestet.

Funktionen der Aminosäuren

Aminosäuren sind, wie bereits erwähnt, die Grundbausteine von Proteinen und haben zahlreiche Aufgaben in unserem Stoffwechsel. Sie sorgen unter anderem für den Aufbau von Muskeln, Knochen, Gewebe, steuern die Bildung und Ausschüttung von Hormonen, wie z. B. Insulin, und können als Energielieferanten dienen.
Aminosäuren sind maßgeblich an Entgiftungsvorgängen in unserem Körper beteiligt und einige sind Ausgangssubstanzen für die Bildung von Neurotransmittern, also Botenstoffen, oder dienen selbst als Neurotransmitter. Du siehst, diese Aminosäuren haben es ganz schön in sich. Nicht umsonst nennt man sie auch die „Bausteine des Lebens".

Alle Aminosäuren müssen verfügbar sein

Da Aminosäuren Bausteine sämtlicher Proteine sind, muss eine ausreichende Verfügbarkeit jeder einzelnen sichergestellt sein. Dazu gibt es im Organismus einen Pool freier Aminosäuren, der durch Nahrungsproteine gespeist wird, also durch jene, die du über die Nahrung aufnimmst. Deine neue Ernährung hilft dir dabei, denn sie sorgt für die Aufnahme aller wichtigen Proteine.

Ursachen für Aminosäuremangel

Probleme mit der Aminosäuren-Versorgung können sich durch eine einseitige und unausgewogene Ernährung ergeben. Auch eine Störung der Aufnahme im Darm kann die Ursache sein. Ein Mehrverbrauch und ein daraus resultierender Engpass einzelner Aminosäuren ist außerdem bei vielen Krankheiten zu beobachten, z. B. bei Infektionen, Entzündungen, Tumorerkrankungen etc.

Vitamine

Definitionsgemäß sind Vitamine organische Verbindungen, die der Körper nicht selbst oder nicht in ausreichenden Mengen herstellen kann. Vitamine gehören zu den Mikronährstoffen. Sie sind an sehr vielen Stoffwechselreaktionen im Organismus beteiligt und haben auch regulatorische Funktionen für die Verwertung von Makronährstoffen. Hauptenergielieferanten sind die Makronährstoffe: Kohlenhydrate, Fette und Eiweiße. Einige Vitamine sind für das Zellwachstum und für die Zelldifferenzierung[2] notwendig sowie für die Regulierung des Calcium- und Phosphat-Stoffwechsels.

Außerdem sind Vitamine auch Bestandteile des antioxidativen Systems[3] der Zellen und somit an der Entsorgung von freien Radikalen[4] beteiligt. Freie Radikale sind Stoffwechselprodukte, die auch natürlicherweise im Körper vorkommen. Es handelt sich bei ihnen um sogenannte aggressive Moleküle, mitunter um Sauerstoffverbindungen, denen ein Elektron fehlt. Vitamine können sich gegenseitig nicht ersetzen, da jedem Vitamin ganz spezifische Funktionen im Stoffwechsel zukommen.

Mikronährstoffe

Vitamine werden in wasserlösliche und fettlösliche Verbindungen unterteilt – je nachdem, wie sie der Körper aufnimmt, transportiert, speichert und ausscheidet. Für dich als Konsument*in ist das wichtig, um zu wissen, welche Vitamine wir wie am besten verwerten können. Fettlösliche Vitamine sollte man immer mit Fett verzehren.

Die fettlöslichen Vitamine A, D, E und K können zum Teil in erheblichen Mengen im Fettgewebe und in der Leber gespeichert werden. Sie werden auch nur in geringem Umfang ausgeschieden. Bei einer dauerhaft überhöhten Zufuhr von fettlöslichen Vitaminen kann es dadurch sogar zu Vergiftungserscheinungen kommen! Wir brauchen also das richtige Maß.

Zu den wasserlöslichen Vitaminen gehören die Vitamine B1, B2, B3, B5, B6, B7, B12, Folsäure und Vitamin C. Für sie gibt es mit Ausnahme des Vitamins B12 keinen wirklichen Speicher, da ein Vitaminüberschuss schnell wieder ausgeschieden wird. Dadurch kann bei B-Vitaminen schneller ein Mangel auftreten. Es ist also wichtig, dem Körper diese kontinuierlich und ausreichend zuzuführen.

Die Vitaminforschung hat in den letzten Jahrzehnten gezeigt, dass bereits eine suboptimale Versorgung mit Vitaminen zu komplexen Störungen des Stoffwechsels führen kann. Woraus sich dann im Laufe der Zeit Zivilisationskrankheiten[5] entwickeln können.

Die ersten Anzeichen einer unzureichenden Vitaminversorgung sind oftmals sehr unspezifisch. Diese kann sich in Symptomen wie z.B. Antriebslosigkeit, Erschöpfung, Infektanfälligkeit und Müdigkeit bemerkbar machen. Auch viele sogenannte Stoffwechselschwächen oder Beschwerden, die dem Alter zugesprochen werden, können in Wahrheit auf einer unzureichenden Vitaminversorgung beruhen.

Vitaminmängel erkennen

In der Mikronährstoffmedizin geht es zunächst einmal darum, Vitaminmängel zu erkennen und dann eine gezielte Nahrungsergänzung durchzuführen. Diese möglichen Mängel werden genau wie bei den Aminosäuren durch einen Bluttest, die sogenannte Mikronährstoffanalyse, herausgefunden. Gerade bei regelmäßiger und längerfristiger Medikamenteneinnahme können Vitaminmängel entstehen.

Spurenelemente

Neben Kohlenhydraten, Fetten und Eiweißen sind Spurenelemente unverzichtbar für eine gesunde Ernährung. Spurenelemente sind anorganische[6], Nährstoffe und zählen zu den Mineralstoffen. Sie sind lebensnotwendig für den Körper, allerdings kann er sie nicht selbst herstellen. Sie müssen also über die Nahrung aufgenommen werden.

Spurenelemente heißen so, weil sie nur in geringer Konzentration im Körper vorkommen. Die einzige Ausnahme bildet Eisen: Es wird in höheren Konzentrationen benötigt, zählt aber trotzdem zu den Spurenelementen.

Man unterscheidet zwischen essentiellen und nicht-essentiellen Spurenelementen.

ESSENTIELLE SPURENELEMENTE:

CHROM
Dieses Spurenelement verstärkt die Insulinwirkung. Dadurch beeinflusst es den Kohlenhydrat-, Fett- und Eiweißstoffwechsel.

Mikronährstoffe

EISEN
Dieses Spurenelement ist am Energiestoffwechsel, an der Bildung der roten Blutkörperchen und damit auch an der gesamten Sauerstoffversorgung des Körpers beteiligt. Auch das Immunsystem und die Zellteilung würden ohne Eisen nicht reibungslos ablaufen. Zudem ist ein Eisenmangel, die sogenannte Anämie, eine Begleiterscheinung des systemischen Lupus erythematodes.

JOD
Ohne Jod kann die Schilddrüse keine Schilddrüsenhormone herstellen.

KOBALT
Cobalamin bezeichnet einen Bestandteil des Spurenelements Kobalt. Cobalamine sind besser bekannt als Vitamin-B12-Gruppe. Kobalt ist in allen Lebensmitteln enthalten, in denen auch Vitamin B12 vorkommt.

KUPFER
Kupfer ist an der Blutbildung und an der Energiegewinnung beteiligt. Zudem beeinflusst es das Immunsystem.

MANGAN
Als Bestandteil von über 60 Enzymen spielt Mangan eine wichtige Rolle bei verschiedenen physiologischen Prozessen. Es trägt z. B. zur Wundheilung bei.

MOLYBDÄN
Ähnlich wie Mangan ist auch Molybdän Bestandteil von Enzymen. Außerdem beugt es der Entstehung von Karies vor.

SELEN
In der Reihe der Spurenelemente schützt Selen den Körper vor Umweltgiften, freien Radikalen und Schwermetallen. Das Spurenelement ist zudem an der Aktivierung zahlreicher Enzyme beteiligt, verbessert die Immunabwehr und erhöht die Fruchtbarkeit.

ZINK
Der Körper benötigt Zink für zahlreiche Stoffwechselprozesse und für die Wundheilung. Zudem ist es ein Aktivator für viele Enzyme und Hormone.

NICHT-ESSENTIELLE SPURENELEMENTE:
(treten ebenfalls im Körper auf, sind aber nicht an lebensnotwendigen Stoffwechselprozessen beteiligt)

LITHIUM
Bei einigen psychischen Erkrankungen kann Lithium eine therapeutische Wirkung entfalten: Es stabilisiert die Stimmung.

NICKEL
Welche Funktionen das Spurenelement für den menschlichen Körper genau hat, ist bislang nicht wirklich geklärt. Man vermutet, dass Nickel an der Eisenverwertung beteiligt ist und im Zellkern beim Aufbau von Nukleinsäuren, den Trägern des Erbguts, mitwirkt.

Mikronährstoffe

Daneben spielt Nickel möglicherweise eine Rolle bei der Aktivierung von Enzymen, die für den Glukoseaufbau und für den Aminosäurestoffwechsel von Bedeutung sind. Sicher ist jedoch, dass Nickel von den Bakterien der Darmflora genutzt wird.

SILIZIUM
Silizium ist am Bindegewebsstoffwechsel und an der Knochenentwicklung beteiligt.

VANADIUM
Die Mineralisierung von Zähnen und Knochen wird durch dieses Spurenelement unterstützt.

In der Fachliteratur werden in einigen Fällen ebenfalls Arsen, Bor, Rubidium und Zinn zu den nicht-essentiellen Spurenelementen gezählt. Ihre Wirkung auf den menschlichen Körper ist noch nicht vollständig erforscht. Raucht dein Kopf schon? Was genau bedeutet das jetzt für dich? Ab Seite 125 findest du eine Tabelle, die übersichtlich zeigt, in welchen pflanzlichen Nahrungsmitteln welche Mikronährstoffe enthalten sind. Das erleichtert dir zusätzlich die Ernährungsumstellung und du kannst gezielt zu Lebensmitteln greifen, mit denen du einen eventuellen Mikronährstoffmangel beheben kannst.

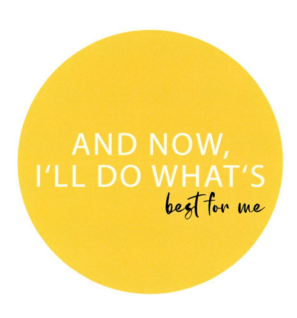

Säure-Basen-Haushalt

Sauer macht lustig? Das gilt nicht unbedingt für deinen Körper. Du willst lieber basisch sein. Jetzt denkst du dir sicher: „Was meint sie jetzt schon wieder?" Pass auf, wir springen auf das nächste Level in Sachen Gesundheit.

Ich bin immer wieder über den Begriff „Säure-Basen-Haushalt" gestolpert, egal was ich über Heilung gelesen habe, immer wieder ist er aufgetaucht. Ich gestehe, am Anfang habe ich es ein bisschen belächelt und dachte, wenn ich doch schon glutenfrei und vegan lebe, was soll da denn noch verbesserungswürdig sein? Ist bestimmt nicht so wichtig. Dann habe ich mich aber eingelesen und gemerkt, wenn ich dir das vorenthalte, ist das Buch nicht vollständig. Und so bin ich von meinem veganen, glutenfreien Ross herabgestiegen und habe mich ganz intensiv damit beschäftigt. Das Verhältnis zwischen Säuren und Basen ist gerade in Krankheitsphasen sehr wichtig, da wir allein schon wegen der Medikamente und des Stresses im Körper zu einer Übersäuerung neigen.

Die klassische westliche Ernährungsweise ist in vielen Fällen gekennzeichnet durch die hohe Zufuhr von rotem Fleisch, Butter, Frittiertem, fetthaltigen Milchprodukten, Eiern, raffiniertem Getreide und süßen Getränken. Diese Lebensmittel können leicht zu einer Übersäuerung im Körper führen. Viele Menschen sind zu sauer und wissen es gar nicht. Sie fühlen sich vielleicht ein bisschen schlapp und energielos oder leiden sogar schon unter schlimmeren Symptomen, ohne zu ahnen, woher sie kommen.

Was ist mit „Übersäuerung" gemeint?

Von Übersäuerung spricht man, wenn sich zu viel Säure in unserem Körper ansammelt und so das Gleichgewicht zwischen Säuren und Basen gestört wird. Einige Bereiche unseres Organismus müssen sauer sein – das Scheidenmilieu zum Beispiel oder der Magen. Es gibt aber eben auch die Bereiche, die basisch sein müssen, um richtig zu funktionieren. Zum Beispiel dein Blut oder dein Dünndarm. Um diesen fein ausgeklügelten Säure-Basen-Haushalt in Balance zu halten, verfügt dein Körper über verschiedene Mechanismen. Dazu gehören die Atmung, die Verdauung, der Kreislauf und die Hormonproduktion.

Sie alle kümmern sich in Dauerschleife darum, einen gesunden pH-Wert im Körper aufrechtzuerhalten. Der pH-Wert gibt an, ob Flüssigkeiten sauer oder basisch sind. Kennst du das noch aus dem Chemieunterricht? Ein Wert von unter 7 ist eine Säure, ein Wert von über 7 bis 14 ist eine Base. Und das gilt genauso für deine Körperflüssigkeit. (Ich frag dich ab, wenn wir uns sehen). Von einer Übersäuerung des Organismus ist auszugehen, wenn der pH-Wert des ersten Morgenurins ständig unter 6,0 liegt und/oder der Mittel-pH-Wert des Tagesprofils 6,3 unterschreitet. Um deinen pH-Wert zu bestimmen, kannst du dir sogenannte pH-Teststreifen (z.B. aus der Apotheke) zulegen und es einfach mal ausprobieren.

Was verursacht eine Säureflut in deinem Körper?

Gründe dafür, dass sich zu viel Säure im Körper ansammelt, sind meistens äußere Faktoren. Die Regelmechanismen in deinem Körper können zwar eine Zeit lang vieles ausgleichen und deinen Säure-Basen-Haushalt im Gleichgewicht halten. Doch irgendwann schaffen sie es dann nicht mehr und das kann im schlimmsten Fall auch Krankheiten fördern.

Die Ernährung

Unsere Ernährung spielt eine besonders wichtige Rolle für einen gesunden Säure-Basen-Haushalt. Einige Lebensmittel lassen uns, wenn wir auf Dauer zu viel davon konsumieren, übersäuern. Dazu zählen vor allem folgende Produkte:

- Tierische Eiweiße wie Fleisch, Wurst, Fisch und Eier
- Milch und die meisten Milchprodukte
- Sojaprodukte
- Teig- und Backwaren
- Süßspeisen
- Softdrinks
- Kaffee

Säure-Basen-Haushalt

- Alkohol
- Nikotin
- Konservierungsstoffe[1]
- Farbstoffe, Geschmacksverstärker (Glutamat)

Bei der Verdauung und Verstoffwechslung dieser Nahrungsmittel entstehen große Mengen an Säuren und Stoffwechselendprodukten, sogenannte Schlacken, deren Entsorgung deinen Körper so richtig überfordern kann. Sie können nicht mehr aus dem Körper befördert werden und er lagert sie stattdessen zwischen. Zum Beispiel im Bindegewebe. Sie werden aber auch in die Gelenke gepackt, wo sie zu Arthritis führen können. Auch in den Nieren, der Galle oder in der Blase sammeln sich diese Abfallstoffe an und können dort zu Nierensteinen, Gallensteinen oder Blasensteinen heranwachsen. Der Organismus lagert gewisse Schlacken sogar in den Blutgefäßen, wo sie Verengungen, dann Bluthochdruck und schließlich Herzinfarkte und Schlaganfälle auslösen können.

Die entstehenden Schlacken sind aber nicht das einzige Problem, das diese ungesunden, sauren Lebensmittel verursachen können. Diese Nahrungsmittel enthalten zudem nur sehr wenige Mineralstoffe. Diese sind aber Voraussetzung dafür, dass deine körpereigenen Mechanismen überschüssige Säure entsorgen können. Führst du deinem Körper über die Nahrung nicht genügend Mineralstoffe zu, greift er auf den körpereigenen Mineralstoff-Vorrat zurück. Das heißt im Klartext: Basische Mineralien wie Calcium und Magnesium werden aus den Knorpeln[2], Knochen, Zähnen und dem Bindegewebe gezogen, um die Säure zu neutralisieren. Die Folge ist ein chronischer Mineralstoffmangel.

Säure-Basen-Haushalt

Die Lebensweise

Neben der Ernährung kann auch unser Lifestyle die Balance zwischen Säure und Basen negativ beeinflussen und zu einer Übersäuerung führen. Risikofaktoren sind zum Beispiel:

- übertriebener Sport
- Bewegungsmangel
- Stress, Angst, Sorgen, Ärger und negative Gedanken

„Sei nicht sauer"! Komm mit mir auf Entschlackungsreise

Und, bist du eine Zitrone? Wenn ja, mach dich erstmal nicht verrückt, denn mit unserer neuen Lebensweise werden wir sowas von basisch, da schlackern dir die Ohren. Ich habe eine Art Entschlackungsprogramm gemacht. Ich empfehle dir, einmal im Jahr eine zweiwöchige Entschlackung und dann legst du immer mal wieder eine „Basenwoche" ein.

In den zwei Wochen gibt es nichts, rein gar nichts, was sauer macht. Ja, auch keinen Kaffee. Das Verhältnis zwischen basischen und säurebildenden Lebensmitteln sollte 80:20 betragen. Den schlechten Säurebildnern zeigst du bitte die kalte Schulter und „ghostest" sie. Auch wenn die Dates bisher schön waren. Eine Tabelle mit basischen Lebensmitteln, mit guten säurebildenden und schlechten säurebildenden Lebensmitteln und Getränken findest du ab Seite 128. Die Supplementierung deiner nicht ausreichend vorhandenen Nährstoffe mithilfe von Nahrungsergänzungsmitteln hilft dir zusätzlich beim Entschlacken.

Säure-Basen-Haushalt

Bitte trinke auch genügend stilles Wasser und ungesüßten Tee. Es gibt ein großes Angebot von basischen Kräutertee-Mischungen, die hier unterstützend wirken. Außerdem empfehle ich Basenbäder, die die ganze Entschlackungsreise noch abrunden. Man kann damit ein Vollbad nehmen, wenn du Probleme mit deinem Kreislauf hast, dann ist für dich ein Fußbad empfehlenswerter. Durch den pH-Wert des Basenbades wird dein Körper zusätzlich entsäuert und entschlackt. Es wird zwei- bis dreimal die Woche empfohlen. Wenn deine Entschlackungsreise beendet ist, kannst du das Basenvollbad oder Fußbad noch ca. einmal die Woche in deine Routine mit aufnehmen.

Du bist noch nicht ganz überzeugt? Dann mache ich dir die Entschlackungskur jetzt richtig schmackhaft! Es passieren nämlich kleine Wunder, wenn du dich auf die Basenreise begibst: Deine Haut wird straffer, Haarausfall kann weniger werden, Allergien und rheumatische Schmerzen können sich deutlich verbessern, sogar dein Blut kann dadurch wieder flüssiger werden und gut durch deinen Körper flitzen, dadurch wird auch das Herz entlastet. Bakterien, Viren und Pilze fühlen sich nicht mehr wohl bei dir, wenn du ein*e „Basenprinz*essin" wirst. Außerdem wird dein Immunsystem gestärkt.

Dieses Thema ist wissenschaftlich noch nicht belegt. Ich erachte es aber anhand meiner eigenen Erfahrung, als einen sehr wichtigen Baustein für eine bewusste und gesundheitsfördernde Lebensweise.

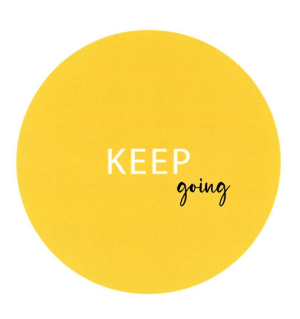

„Wie Darmbakterien Autoimmunität anstoßen"

Pressemitteilung der Deutschen Gesellschaft für Rheumatologie e.V.:

„Dr. med. Martin Kriegel mit dem Rudolf-Schoen-Preis ausgezeichnet"
(Berlin/Dresden, September 2019)

„Bakterien, die über den Darm in die Leber eindringen, könnten an der Entwicklung einer krankhaften Abwehrreaktion des Immunsystems gegen körpereigene Gewebe beteiligt sein. Ein Auslöser der entzündlich-rheumatischen Krankheit systemischer Lupus erythematodes (SLE) etwa könnten Darmbakterien sein, die körpereigenen Strukturen ähneln. Für die Forschung an diesen Vorgängen zeichnet die Stiftung der Deutschen Gesellschaft für Rheumatologie e.V. (DGRh) in diesem Jahr Dr. med. Martin Kriegel mit dem Rudolf-Schoen-Preis aus. Der Preis ist mit 15.000 Euro dotiert und wird alle zwei Jahre vergeben.
Beim systemischen Lupus erythematodes greift das Immunsystem Gewebe und Organe im eigenen Körper an und ruft eine Entzündungsreaktion hervor. Ins Visier dieser fehlgeleiteten Abwehr geraten vor allem die Gelenke, die Niere und die Haut. Betroffen sind meist Frauen im gebärfähigen Alter. Sie leiden unter rheumaartigen Schmerzen, oft mit Fieber verbunden. Im Gesicht kommt es zu der für die Krankheit typischen schmetterlingsförmigen Rötung, auf dem Kopf zu Haarausfall, im Mund zu schmerzhaften Geschwüren. Angegriffen werden aber auch lebenswichtige Organe wie das Herz.
Früher endete die Erkrankung oft tödlich. Heute leben die meisten Patient*innen dank Medikamenten, die die Angriffslust des Immunsystems dämpfen, einen weitgehend normalen Alltag.
Für die SLE typischen Antikörper[1] sind z. B. Autoantikörper[2], die sich gegen das Antigen „Ro60" richten – Ro60 ist im Prinzip eine harmlose Zellstruktur im Körper. Weshalb diese Autoantikörper entstehen, ist nicht bekannt. Die Forschungsarbeiten von Martin Kriegel deuten überraschenderweise auf eine Beteiligung von Haut- und Darmbakterien hin.

Der Anlass für die Immunreaktion ist vermutlich eine Verwechslung: Die Antikörper, mit denen das Immunsystem die Organe angreift, sind eigentlich gegen das Eiweiß Ro60 gerichtet, das bei einigen Bakterien im Darm, aber auch im Mund und auf der Haut vorkommt. Wie Kriegel in einem Beitrag in der Zeitschrift Science Translational Medicine (2018; 10: eaan2306) beschreibt, gleicht diese bakterielle Zielstruktur dem Antigen „Ro60", das auch in den meisten menschlichen Zellen vorkommt und von den Antikörpern angegriffen wird.

Im letzten Jahr konnte Kriegel zudem in der Zeitschrift Science (2018; 359: 1156–1161) zeigen, dass ein in der Regel harmloser Darmbewohner, genannt „Enterococcus gallinarum", bei anfälligen Menschen in die Leber eindringt. Dort könnten also Immunreaktionen ihren Anfang nehmen, um schließlich den gesamten Körper zu erfassen. Bei Mäusen konnte Kriegel den Ausbruch einer SLE-artigen Erkrankung durch einen Impfstoff gegen dieses Bakterium verhindern. Ob Impfungen oder andere gezielte Behandlungsansätze gegen Darmmikroben[3] in der Zukunft neue Therapiemöglichkeiten für Patient*innen mit Rheuma darstellen, muss noch intensiv untersucht werden, könnte aber aufgrund unserer Ergebnisse vorstellbar sein, sagt Kriegel.

Aktuell untersucht Kriegel, ob eine Ernährungstherapie den Ausbruch der Erkrankung verhindern könnte. Auffällig ist, dass die Veränderungen der Ernährungsgewohnheiten in den westlichen Ländern mit einer starken Zunahme der SLE- und anderer Autoimmunerkrankungen einhergehen. Ein Mangel an Ballaststoffen könnte dazu geführt haben, dass harmlose Bakterien sich so stark vermehren, dass sie zu „Pathobionten" werden. Ein solcher „Pathobiont" könnte „Lactobacillus reuteri" sein, der auch im Darm von einigen Patient*innen mit SLE vermehrt vorkommt. In einer neuen Publikation im Magazin Cell Host & Microbe (2019; 25: 1–15) zeigt Kriegel, dass bei Mäusen eine Diät mit einer Art von Ballaststoffen verhindern kann, dass diese Bakterien durch die Darmwand dringen und die Immunreaktion verstärken, die dann zum SLE führt. Ob eine Ernährungsumstellung auch beim Menschen wirksam wäre, wurde bisher noch nicht untersucht."

Darmgesundheit

Nachdem ich den Artikel über die Studie von Dr. med. Martin Kriegel gelesen hatte, habe ich mich für eine ausführliche Darmuntersuchung entschieden. Diese hat alle Bereiche abgedeckt: Dickdarm, Dünndarm, Schleimhäute, Entzündungswerte, pH-Wert, Immunsystem, Pilze usw. Als alles ausgewertet war, habe ich dann zusammen mit den Ergebnissen eine Therapieempfehlung bekommen. Hausärzt*innen können diese Untersuchung in den meisten Fällen in Auftrag geben. Frag einfach mal danach.

Ja, es ist komisch, darüber zu schreiben, aber da muss ich jetzt durch – und du auch. Wir können rot werden, sieht ja keiner. Tatsächlich waren viele Werte in meinem Darm nicht im Gleichgewicht, vor allem das Immunsystem betreffend. Außerdem zeichnete sich das sogenannte „Leaky-Gut Syndrom" ganz klar ab. Dieses Syndrom beschreibt, wie im Kapitel Ernährung schon angesprochen, eine geschädigte, durchlässige Darmschleimhaut. Man geht davon aus, dass es als Mitursache für zahlreiche chronische Krankheiten gilt.

Obwohl ich meine Ernährung zum Zeitpunkt der Darmuntersuchung schon eine ganze Weile umgestellt hatte, war bei mir eine Darmsanierung nötig. Denn wenn im Darm etwas nicht in Ordnung ist, kann auch die Ernährungsumstellung nicht ihren kompletten Nutzen entfalten. Die Darmsanierung ist schrittweise aufgebaut und dauert mehrere Monate. In dieser Zeit führt man die Darmbakterien zu, die dem Körper fehlen und die helfen, die Darmschleimhaut wieder aufzubauen.

Nach sechs Monaten wird eine Kontrolluntersuchung empfohlen. Also lass uns nochmal gemeinsam rot werden. Ich habe erneut eine Probe eingereicht und die Ergebnisse haben mich erstmal ein bisschen verunsichert. Obwohl ich mich brav an alle Schritte der Darmsanierung gehalten hatte, war immer noch nicht alles ok. Es zeichnete sich zwar klar ab, dass mein Stuhl basisch war und man keine Entzündungen mehr erkennen konnte und das war schon mal ein großer Fortschritt. Das „Leaky-Gut-Syndrom" hatte sich aber nur leicht verbessert. Ich erhielt nochmal eine ausführliche Beratung, die mir meine Zweifel nahm. Natürlich kann so ein Aufbau ein bisschen dauern. Vor allem wenn so etwas schon jahrelang schlummert. Also machte ich brav mit dem Aufbau weiter und konnte Stück für Stück eine Verbesserung meines allgemeinen Zustandes bemerken. Vor allem verringerte sich meine starke Erschöpfung, was für mich ein riesiger Durchbruch war. Weil ich neugierig geworden war und noch tiefer in die Materie eintauchen wollte, hatte ich ein Gespräch mit Dr. med. Rainer Schmidt, freier Mitarbeiter im Arbeitskreis Mikrobiologische Therapie (AMT e.V.). Dr. med. Schmidt hat das Buch „Allergie und Mikrobiota" veröffentlicht. In diesem geht es um die Mikrobiologische Therapie, also den Darmaufbau, der vor allem in der Kinderheilkunde sowie bei allergischen und chronischen Erkrankungen eingesetzt wird. Er hat mir all meine Fragen über das „Leaky-Gut-Syndrom" beantwortet.

Herr Dr. med Schmidt, wie kann das „Leaky-Gut-Syndrom" entstehen?

Man spricht von einem „Leaky-Gut-Syndrom", wenn die zwischen den Schleimhautzellen befindlichen Haftkomplexe (tight junctions) zerstört werden. Die Hauptgründe, die dazu führen, sind anhaltender Stress, chem. Arzneimittel (z. B. Antibiotika), Nikotin, Alkohol und Umweltgifte. In der Regel ist ein Summationseffekt verantwortlich. In der Folge kann nun der Darminhalt ungefiltert in die tiefe Schleimhautschicht gelangen (Submucosa), wo sich ca. 80 % aller Immunzellen[4] des menschlichen Körpers befinden.
Da die gesamte Schleimhaut (ein Organ) die innere Grenze zur Umwelt darstellt (ca. 600–800 qm), wird schnell klar, dass hier eine große Gefahr lauert. Das Immunsystem reagiert nun auf die eindringenden Elemente des Darms mit einer entzündlichen Reaktion, die, da nur selten in diese Richtung gedacht wird, häufig der Beginn einer chronischen Krankheit darstellt. So ist die allergische Reaktion eines Patienten auf diese Entzündung zurückzuführen. Ein solchermaßen „hochgestelltes" Immunsystem richtet sich nun auch gegen körnige e-Zellen. Es kommt zur Autoimmunreaktion. Solche Schleimhautveränderungen („Leaky-Gut") und Immunfehlreaktionen lassen sich schon frühzeitig durch entsprechende Stuhlanalysen nachweisen und damit letztlich auch gezielt behandeln.

Darmgesundheit

Was bedeutet „Das Immunsystem sitzt im Darm?" Diese Frage ist für Personen mit einer Autoimmunerkrankung sehr interessant.

Personen mit Autoimmunreaktionen sollten diesbezüglich untersucht werden. Die sich daraus ergebenden therapeutischen Konsequenzen müssen individuell erfolgen. In der Regel sind Ärzt*innen und Therapeut*innen, die sich mit der Mikrobiologischen Diagnostik und Therapie auskennen, auch in der Lage, betroffenen Personen zu helfen. Dazu ist aber stets eine individuelle Vorgehensweise erforderlich.

Was kann ich als betroffene Person tun, wenn ich diese Diagnose bekomme?

In diesem Zusammenhang sind vielerlei therapeutische Vorgehensweisen sinnvoll. Diäten, Substitution von Mikronährstoffen und Spurenelementen, Ausleitungen, d. h. entgiftende Maßnahmen etc. Wenn die Unversehrtheit der Darmschleimhaut wieder hergestellt ist (was kontrolliert werden muss), wird sich das Immunsystem nach und nach wieder beruhigen und somit auch nicht mehr gegen körpereigene Zellen vorgehen.

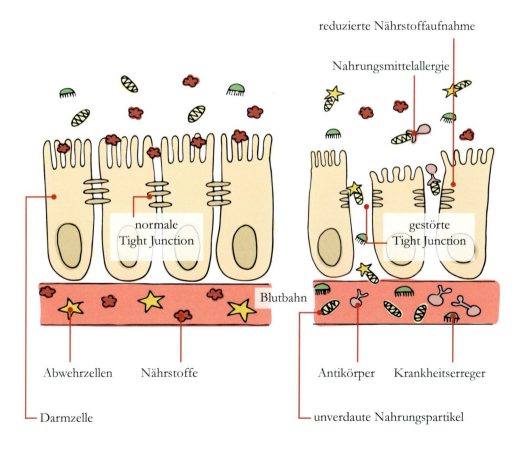

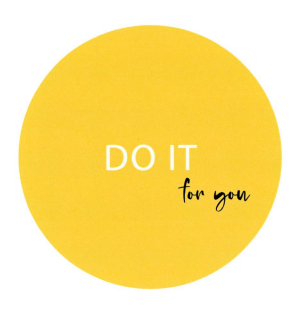

Bewegung

Hey, du toller Mensch! Hast du dich schon ein bisschen einlesen können? Findest du die Kapitel interessant? Ich dachte, jetzt sollte mal ein bisschen Abwechslung kommen, nicht immer nur die Theorie, die ich dir um die Ohren haue. Aber erst jammere ich dich noch ein bisschen über meine „Kortisonfigur" voll.

So, da saß ich also im Bett und fühlte mich richtig unwohl. Mein Gesicht war aufgedunsen, ich hatte einen Blähbauch, obwohl ich doch gar nicht viel gegessen hatte. Bei mir hat das Kortison, das ich bekommen habe, weil ich auf ein Medikament allergisch reagierte, richtig reingehauen. Das war ca. zwei Monate, nachdem ich von meinem langen Krankenhausaufenthalt mit der Diagnose nach Hause kam. Schwupp war ich wieder im Krankenhaus, diesmal bei mir um die Ecke. Meine allergische Reaktion wurde mit einer Stoßtherapie Kortison behandelt. Ich nahm innerhalb von zwei Tagen vier Kilogramm zu. Man fühlt sich wie ein Ballon, aber eher wie der schwerste Ballon der Welt, der nie abheben würde. Dass mein Körper sich so verändert und ich nichts dagegen tun konnte, hat mich wirklich richtig fertig gemacht. Auf einmal haben keine Hosen mehr gepasst und ich bin durchgedreht.

Ich habe mit Gewalt versucht, mich zu bewegen und weniger zu essen, aber das hat mein Körper nicht mitgemacht. Nachdem ich bildlich gesprochen gefühlte 100-mal gegen die Wand gelaufen bin, habe ich eingesehen, dass das so nicht funktioniert. Ich glaube, ich war von dem Gedanken getrieben, wenn ich wieder so aussehe wie vorher, bin ich auch wieder die „alte" Natascha und muss mich nicht für meinen körperlichen Verfall schämen. Ja, ich neige bei diesem Thema zum Drama. Durch meine Selbstliebereise ist das aber viel besser geworden. Natürlich gibt es noch Tage, an denen ich in alte Muster zurückfalle, aber diese werden immer weniger.

In der Anfangsphase hat mich dieser übertriebene Perfektionismus daran gehindert, ein gesundes Maß zwischen Ruhe und Bewegung zu finden. Ich glaube mittlerweile, das ist ein Prozess und für jeden Menschen gibt es andere Wohlfühlregeln, weil jeder Körper anders tickt.

Bewegung

Gerade weil die Krankheitsbilder „beim bösen Wolf" und bei allen anderen Autoimmunerkrankungen so unterschiedlich in Erscheinung treten. Fang an, auf deinen Körper zu hören und ihn genauso anzunehmen, wie er gerade ist.

Trotz allem ist es wichtig, regelmäßige Bewegung in den Alltag zu integrieren. Das hilft deiner Lymphe, in Fluss zu bleiben (siehe nächstes Kapitel), und deinen Kreislauf in Schwung zu bringen. Laufe ein bisschen hin und her, am besten an der frischen Luft. Wenn du noch sehr wackelig bist, frage einen lieben Menschen aus deinem Umfeld, ob er dich einhakt und ein paar Schritte mit dir geht und dich dann wieder gut in dein Bett bringt.

Nachdem ich immer wieder an meinem selbsterstellten Fitnessprogramm gescheitert bin, habe ich überlegt, was mir wirklich guttun könnte, und bin bei Yoga gelandet. Weißt du, was ich immer darüber gesagt habe? Langweilig, ich muss mich auspowern, ist absolut nichts für mich, Yoga ist doch kein Sport! Und dann hat mir genau das geholfen. Aber nicht irgendwelche langen „Flows", sondern ich habe mir meine Lieblingsübungen rausgesucht und versuche, sie so regelmäßig wie möglich zu machen. Mittlerweile liebe ich, wie sanft der Körper gedehnt wird und wie man in kleinen Schritten immer beweglicher wird. Es ist auch völlig ok, kein Super-Yogi zu werden und diese Art der Bewegung einfach an deine aktuelle Situation anzupassen.

Wenn man sich mit dem Thema Yoga auseinandersetzt, geht es auch immer um die richtige Atmung. Da meine Lunge aber auch vom „bösen Wolf" angegriffen war, habe ich mich bei den Übungen einfach auf einen sanften, gleichmäßigen Atem konzentriert. Wenn du schon ein bisschen stabiler bist, steigere dich langsam und achtsam. Es ist super, spazieren zu gehen oder die Yogaübungen ein bisschen zu verlängern. Es gibt eine tolle Auswahl an Online-Yoga-Kursen oder vielleicht hast du auch Lust, ein Studio zu besuchen.

Bewegung

Übertreibe es aber auf keinen Fall und halte immer inne und höre auf deinen Körper, ob es ihm guttut, oder nicht. Sei stolz auf jeden deiner Fortschritte. Du wirst merken, wie dein Kreislauf nach und nach wieder ein bisschen mehr in Schwung kommt und du beweglicher wirst. Was du aber akzeptieren musst: Es wird immer Zeiten geben, in denen einfach gar nichts geht. Gönne deinem Körper dann bitte auch die Ruhe, die er benötigt, und kämpfe nicht dagegen an. Wenn man mit dem „Flow" geht, dann pendelt sich das Haushalten mit der begrenzten Energie ein. So genießt man den Tag mit viel Energie und nimmt die Tage mit wenig Energie einfach an und macht das Beste draus. Vielleicht schaust du da einen Film, den du schon lange sehen wolltest, und kuschelst dich in deine Lieblingsdecke. Hey, und morgen ist wieder ein neuer Tag.

Wenn du heute einen „Ich-habe-Energie-Tag" hast, dann kannst du direkt mal meine Lieblings-Yoga-Übungen ausprobieren. Du findest sie ab Seite 169. Aber erstmal gibt es noch ein Interview mit Yvonne Braun, der Inhaberin von „Wood Yoga". Sie bietet ein ganzheitliches[1] Konzept an, welches Bewegung, Ernährung, Entspannung und Mindset miteinander vereint. Yvonne verbindet Yoga, Waldbaden und Ayurveda und hat so ein einzigartiges Konzept für Körper, Geist und Seele erschaffen. Schau mal auf ihrer Seite vorbei. Die Kontaktdaten findest du am Ende des Buches.

Yvonne, was ist Yoga eigentlich?

Yoga ist ein jahrtausendealter Lebensweg aus Indien, der zu mehr Glück, Harmonie und Gesundheit führen soll. Das mag jetzt sehr hochtrabend klingen, doch vereinfacht ausgedrückt geht es darum, dass wir über die Bewegung, Ernährung, Entspannung und Verhaltensänderung eine immer größer werdende Bewusstheit erhalten. Yoga ist der Weg zu mehr Glück, Harmonie und Entspannung im alltäglichen Leben. Durch Yoga kann das allgemeine Wohlbefinden gesteigert werden. Über die Bewegung (Asanas) lernen wir, unseren Körper besser wahrzunehmen. Übersetzt wird Yoga mit: Vereinigung, Verbindung von Körper, Geist und Seele.

Bewegung

Das Wort Yoga leitet sich von der Sanskritwurzel „yui" ab (verbinden, zusammenführen). In der Lehre des Yoga geht man davon aus, dass wir nicht aus grobstofflichen Dingen bestehen, sondern dass auch vieles im feinstofflichen Bereich passiert. Das heißt im Bereich der Energie („Koshas"). Wenn diese nicht gut fließen kann, dann kann es zu Belastungen kommen. Die Yogaphilosophie umfasst nicht nur die „Asanas" (Körperübungen), sondern verbindet mehrere Bereiche, wobei die körperlichen Übungen am bekanntesten sind.

Yoga ist also die Kombination aus:

„Asanas" (Körperübungen)
Sie fördern deine Beweglichkeit und Gesundheit. Sie harmonisieren den Energiefluss, fördern Koordination, Flexibilität, Ausdauer, Kraft sowie die Achtsamkeit zum eigenen Körper. Du lernst Schritt für Schritt, Körper, Geist und Seele in Einklang zu bringen.

„Pranayama" (Atemübungen)
Hier kannst du je nach körperlicher Verfassung verfahren. Wenn deine Autoimmunerkrankung deine Lunge mit angegriffen hat oder du dich gerade in einem Schub befindest, sei besonders achtsam. Aber warum soll man sich hinsetzen und einfach nur atmen? Hand aufs Herz, ich habe das am Anfang auch nicht verstanden. Die Atemübungen sollen dir helfen, den Atem bewusst zu kontrollieren. Hast du schon einmal in einem Schreckmoment den Atem angehalten? Wie tief atmest du wirklich? Wie schnell wird dein Atem, wenn du aufgeregt bist? Der Atem ist besonders wichtig, wenn es darum geht, Stress zu reduzieren. Denn diesen solltest du gerade bei Krankheit vermeiden. „Prana" bedeutet Leben und „Yama" steht für die Energie. „Pranayama" bezeichnet also die bewusste Regulierung und Vertiefung der Atmung durch Achtsamkeit und beständiges Üben.

„Yoga Nidra"
Ist der Schlaf des Yogis. Es ist eine besondere Entspannungstechnik, bei der es darum geht, dass man nicht einschläft, sondern in einer Art Zwischenzustand verweilt. Es werden „tiefere Schichten" angesprochen. Völlige Tiefenentspannung bei Bewusstheit. Eine Viertelstunde „Yoga Nidra" entspricht ca. drei bis vier Stunden Schlaf. Es erfrischt den Körper und den Geist.

Ernährung
Auch die Lehre des Yoga beschäftigt sich mit dem Thema Ernährung. Mit der richtigen Ernährung bekommst du mehr Energie, du kannst deinen Körper reinigen und den Organismus von Stoffwechselschlacken befreien. Zudem werden ihm wichtige Vital- und Nährstoffe zugeführt. Eine angepasste Ernährung an deinen Organismus bzw. an deine Konstitution (Ayurveda) kann dir gerade in stressigen Zeiten helfen, gut bei dir zu bleiben.

Meditation
Oft nehmen wir uns im Alltag keine Zeit, um zur Ruhe zu kommen. Es gibt mittlerweile unzählige wissenschaftliche Untersuchungen darüber, dass Meditation genau dabei hilft. Sie beruhigt den Strom der Gedanken. Sie schult deine Konzentrationsfähigkeit und hilft dir, innere Vorgänge (Emotionen, Gedanken) besser wahrzunehmen.

Wie wirkt Yoga auf den Körper und die Seele?

Anhand der oben genannten Auflistung ist zu erkennen, dass Yoga auf mehreren Ebenen gleichzeitig wirkt. Am Anfang vielleicht nicht so greifbar. Doch du wirst feststellen, dass es dir Stück für Stück besser geht. Du hast z. B. weniger Schmerzen. Du kommst morgens leichter aus dem Bett. Du bist gütiger dir selbst gegenüber. Bitte lasse keinen Wettkampf entstehen. Höher, schneller weiter ist hier nicht gewünscht.

Bewegung

Mache Yoga ausschließlich für dich und fange auch nicht an, dich mit anderen zu vergleichen. Durch die Regelmäßigkeit in deiner Yogapraxis kannst du dich immer leichter mit dir selbst verbinden und in die Entspannung kommen.

Kann jeder Yoga praktizieren? (Unabhängig von Alter, Fitness, Krankheit)

Hierzu gibt es ein eindeutiges „Ja". Wie oben bereits beschrieben, ist Yoga mehr als nur Bewegung. Egal wie mobil du bist, du kannst Yoga praktizieren. Es gibt z. B. Stuhlyoga und unzählige Hilfsmittel, wie Bänder, Gurte, Blöcke und Yogakissen, die dir helfen, dass du ganz bequem in die „Asanas" kommen kannst, damit sie für dich passen.
Yoga ist für dich da. Es darf dich unterstützen. Es soll dir am Ende mehr Energie geben als nehmen. Da ist es egal, ob du zehn Blöcke benutzt, weil deine Beinrückseite verkürzt ist und du mit den Händen nicht auf den Boden kommst. Selbstverständlich darfst du dich auch an der Wand oder am Stuhl Festhalten, wenn du Gleichgewichtsprobleme haben solltest. Passe Yoga immer wieder deiner körperlichen Verfassung an und hole dir bei Unsicherheiten professionelle Hilfe, z. B. auch in Form eines Online-Kurses.

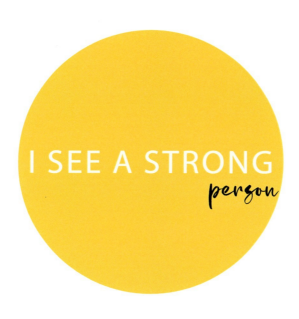

Lymphsystem

Im vorherigen Kapitel habe ich das Lymphsystem schon kurz erwähnt. Aber warum ein gesundes Lymphsystem hilft, dich ein bisschen besser zu fühlen, erfährst du jetzt. Gerade in der Anfangszeit hatte ich unglaublich viele Liegezeiten. Wie man so viel liegen kann, ohne dabei den Verstand zu verlieren, ist wirklich mein persönliches Wunder. Ich habe gemerkt, dass ich oft einen komisch vernebelten Kopf hatte, meine Beine sich seltsam angefühlt haben und ich auch immer wieder Wassereinlagerungen hatte. Außerdem habe ich ständig gefroren.

Wenn ich mich dann heiß geduscht habe, wurde mein Kopf klarer und auch das Gefühl in meinen Beinen verbesserte sich. Wenn ich ein bisschen auf und ab gelaufen bin, hatte ich ebenso den Eindruck, mir geht es dadurch besser. Am Anfang habe ich das immer meinem Kreislauf zugeschrieben, dem war aber nicht so. Dann habe ich irgendwann mal alle Befindlichkeiten meines Körpers meiner Mama geschildert und sie meinte sofort: „Deine Lymphe staut." Ah klar, die Lymphe staut? (Ich muss dazu sagen, meine Mama kommt aus dem medizinischen Bereich). Muss man das so hinnehmen? Nein, muss man nicht. Hier habe ich meine Erkenntnisse für dich zusammengefasst, mit welchen Maßnahmen du deine Lymphe wieder in Fluss bringen kannst.

Sanfte Bewegung
Bewegen wir uns zu wenig, staut sich die Lymphe meistens im Bereich der Beine. Bewegung bringt dein gesamtes Lymphsystem in Schwung. Denn der Wechsel von An- und Entspannung der Muskulatur regt deine Lymphbahnen an.

Eine ausgewogene Ernährung
Auch mit einer gesunden, basischen Ernährung kannst du zu einem gut funktionierendem Lymphsystem beitragen. Sie reduziert daher nicht nur die Schlackenbelastung des Körpers und des Lymphsystems, sondern liefert auch eine Menge Vitalstoffe, die zur Regeneration und vollen Funktionsfähigkeit der Lymphknoten und der übrigen lymphatischen Organe erforderlich sind.

Wasserhaushalt

Wenn du an Flüssigkeitsmangel leidest, werden die Lymphbahnen zu wenig durchgespült. Je flüssiger die Lymphe ist, umso besser kann sie fließen. Trinkt man zu wenig, dickt sie jedoch ein und es kommt zum Lymphstau und dadurch verbleiben Schlacken länger im Körper.

Trockenbürsten

Ein weiterer Tipp ist das Trockenbürsten. Ich empfehle es dir vor jeder Dusche. Bitte lege dir eine Bürste mit Naturborsten zu, sonst tut es weh. Es wird immer bei den Füßen gestartet, dann kommen Beine, Hüfte, Po, Arme und am Ende der Oberkörper. Bitte bürste mit sanftem Druck, nicht übertreiben.

Lymphdrainage

Lass dir manuelle Lymphdrainage verschreiben. Hier wird mit kreisförmigem, leichtem Druck die Flüssigkeit in den Lymphgefäßen massiert. Dein*e Therapeut*in beachtet dabei den ganzen Körper. Vor allem nach einer Kortison-Stoßtherapie ist diese Behandlung sehr empfehlenswert, da sich durch das Kortison oftmals Wassereinlagerungen bilden.

Pflanzliche Medikamente

Unterstützen kannst du auch durch homöopathische Mittel, die den Lymphfluss verbessern.

Um eine bessere Vorstellung zu bekommen, warum ein gut funktionierendes Lymphsystem so wichtig ist, habe ich hier ein paar Fakten für dich. Deshalb: Here we go! Trotz seiner hohen Bedeutung und Präsenz wird unser Lymphsystem von der konventionellen Medizin wenig beachtet. Dabei bildet es nicht nur das Drainage- und Abtransport- System, sondern ist mit den Immunzellen, den primären und sekundären lymphatischen Organen[1] der Hauptträger unserer Immunkompetenz[2].

Lymphsystem

Die Hauptkomponenten unseres Lymphsystems

Das lateinische Wort „Lympha" bedeutet „klares Wasser" und beschreibt das plasmaähnliche[3] Erscheinungsbild der Lymphflüssigkeit. Der Eiweißgehalt liegt je nach Region zwischen 1 und 5 %. Täglich werden ca. zwei Liter Lymphe neu gebildet. Etwa 25 % unseres Körperwassers befinden sich in der Lymphe.

Die Lymphe sammelt sich in der Peripherie (äußere Zone) der Organe und des Gewebes in sehr durchlässigen Lymphkapillaren[4]. Diese münden in sogenannte Lymphkollektoren[5], welche dicker sind und ähnlich den Beinvenen auch Klappen aufweisen. Im Bauchraum wird die Lymphe in der „Cisterna chyli" (Sammelraum der Lymphe bauchwärts der ersten beiden Lendenwirbel) gesammelt und fließt dann aufwärts über große Lymphstämme, um dann schließlich hinter den Schlüsselbeinen in die obere Hohlvene einzumünden. Somit gibt es eine direkte Einbindung der Lymphe in das Blutgefäßsystem.

Zwischen 600 und 700 Lymphknoten mit einer Größe von 2 bis 20 mm sind zwischen den Lymphbahnen platziert. Sie bilden die Heim- und Reifungsstätte der Lymphzellen und sind insbesondere am Körperstamm[6] konzentriert. Die wichtigsten und für eine Untersuchung zugänglichen Lymphknoten befinden sich seitlich am Hals, über den Schlüsselbeinen, in den Achselhöhlen und in der Leistenregion.

Die wichtigsten Lymphzellen stellen die der B- und T-Reihe dar. Die B-Lymphozyten sind die Hauptkomponente des adaptiven Immunsystems[7] und produzieren als aktivierte Plasmazelle[8] verschiedene Arten von Antikörpern. Der Begriff T-Lymphozyt bezieht sich auf den Thymus, in dem die T-Zellen ausreifen.
Diese Immunzellen organisieren die zellvermittelte oder zelluläre Immunabwehr und haben eine Reihe von Untergruppen. Auch die Milz ist ein Organ innerhalb des Lymphsystems und gilt als Filteranlage des Blutsystems. Sie hat eine wichtige Funktion bei der körpereigenen Immunabwehr.

Lymphe als Reservoir für Stoffwechselabfall/„Schlackendeponie"

Tagtäglich produzieren unsere Zellen ausscheidungspflichtige Stoffwechselprodukte. Hinzu kommen die Zerfallsprodukte von Zellen und die von der Lymphe gesammelten, meist eiweißreichen Belastungen z. B. aus dem Darm. Neben dem alleinigen Transport durch das Lymphsystem werden diese Abfallstoffe auch beispielsweise von Makrophagen (das sind Fresszellen, die die Aufgabe haben, in den Körper eingedrungene Erreger zu vernichten) aufgenommen und abgebaut.

Erkrankungen des Lymphsystems

Am bekanntesten ist das vordergründig durch Störung des Lymphflusses verursachte Lymphödem[9]. Dies kann durch eine Verstopfung der Lymphwege ausgelöst werden, die z. B. nach Entfernung von Lymphknoten, als Bestrahlungsfolge, aus Mangel an Eiweiß und infolge von Verletzungen und Entzündungen entstehen kann.

Eine Entzündung von Lymphgefäßen nennt man „Lymphangitis". Natürlich können sich Lymphknoten als Reaktion im Einflussbereich von Entzündungen auch vergrößern und schmerzhaft werden. Dies ist Ausdruck vermehrter Immunreaktion und Zellproliferation (Vermehrung von Gewebe) und geht parallel zur Heilung der Entzündung zurück.

Auch die Fibromyalgie[10] wird als eine vordergründig lymphatische Erkrankung angesehen. Hier neigt man zu Ablagerungen im interzellulären Raum[11]. Es gibt darüber hinaus noch weitere zeitlich begrenzte Probleme mit dem Lymphsystem, die beispielsweise durch Medikamente oder Bewegungsmangel ausgelöst werden.

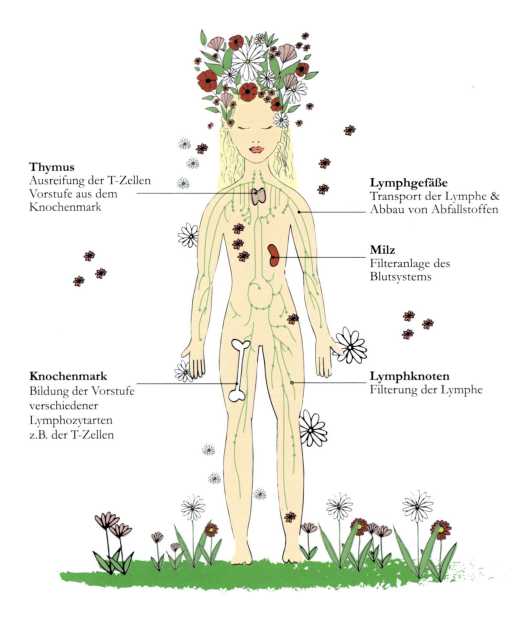

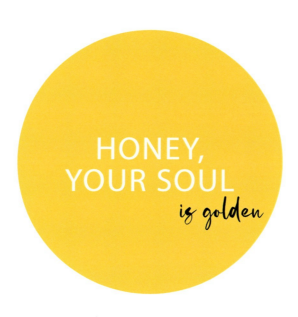

Meditation

Mitten in dem ganzen Chaos habe ich verstanden, dass ich mir kleine Inseln bauen muss. Egal wie schwach ich bin, ich muss meinem Körper signalisieren, dass ich ihn wertschätze, achte und spüre. Mich selbst wieder zu spüren, war eine riesige Herausforderung für mich, weil ich das jahrelang nicht mehr getan hatte. Als ich eine große Menge Wasser in der Lunge hatte und immer schlechter Luft bekam, dachte ich nicht etwa an einen Arztbesuch, sondern dass ich noch mehr trainieren muss, damit es mir wieder besser geht. Auch als die Lunge dann komplett entzündet war, dachte ich, ich habe Rückenschmerzen und das wird schon wieder. Das war einige Wochen, bevor ich zusammenbrach und mein Leben komplett auf den Kopf gestellt wurde.

Deshalb habe ich angefangen zu meditieren. Ich wollte wieder einen Zugang zu meinem Körper bekommen, ein Gefühl für mich. Die ersten Versuche waren furchtbar. Meine Gedanken kreisen und kreisen und ich war innerlich sehr unruhig. Aber nach und nach freundeten sich mein Körper und meine „Karussell-Birne" damit an und irgendwann wurde ich ganz ruhig. Es kehrte ein bisschen Gelassenheit und Ruhe ein und in diesen Momenten war und bin ich ganz bei mir.

Gerade für die akute Krankheitsphase lege ich dir ans Herz, das mal auszuprobieren, und auch nicht gleich aufzugeben. Um diesen Weg gut gehen zu können, brauchst du eine innere Stärke und immer wieder Momente, in denen du dich aufbaust und ganz besonders auf dich achtest. Fange langsam an. Egal ob im Liegen oder Sitzen, einfach so wie du dich wohler fühlst. Suche dir eine Meditation aus, die dir gefällt und sorge für eine ruhige Umgebung.

Irgendwann fällt es dir so leicht, dass du direkt in die Entspannung kommst, wenn dein Körper merkt: „Ahhh, jetzt geht's wieder los". Lege währenddessen deine Hände auf deinen Bauch oder dein Herz, dies entspannt zusätzlich. Bitte komme dir dabei nicht komisch vor. Es ist einfach eine bewusste Entscheidung, sich Zeit für sich und seine Seele zu nehmen und das ist gerade unglaublich wichtig für dich.

Meditation

Als ich merkte, dass es mir wirklich half und ich mich immer mehr daran gewöhnte, habe ich angefangen zu recherchieren. Egal welchen Artikel oder Bericht ich las, war der Tenor immer der gleiche. Die Meditation hat nur positive und gesundheitsfördernde Eigenschaften für den Körper und die Seele. Aber was ist Meditation eigentlich genau? Diese und weitere Fragen durfte ich Minh Hai Hoang, einem Meditationstrainer stellen.

Minh Hai, was ist Meditation eigentlich genau?

Meditation beschreibt die Praxis, den Geist in einen ruhigen Zustand zu bringen und dadurch den gegenwärtigen Moment wahrzunehmen. Dabei weisen archäologische Funde darauf hin, dass bereits 5000 bis 3500 v. Chr. meditiert wurde. Zwar haben die meisten Menschen bei dem Thema Meditation den asiatischen Kulturraum im Fokus, doch auch in der christlichen und jüdischen Tradition gibt es viele Philosophien und Rituale, die aus der Meditationspraxis stammen.
Es sind weit über 100 verschiedene Meditationstechniken bekannt und je nach Kultur wird die Meditation auch mit spirituellen Riten verbunden. Heutzutage dient die moderne Meditation eher dazu,

- *den Fokus und die Achtsamkeit zu trainieren,*
- *Entspannung und Ruhe in den Alltag einkehren zu lassen und*
- *sich selbst besser kennenzulernen.*

Wie wirkt sie auf unseren Körper und unsere Seele?

Mittlerweile wurden viele wissenschaftliche Studien über dieses Thema durchgeführt, die erstaunliche Ergebnisse zutage brachten. Zunächst gehe ich auf die Wirkung der Meditation auf den Körper und anschließend auf die Seele ein.

Meditation

Körper:

- bessere Konzentration
- verstärkte Wahrnehmung des Bewusstseins
- schnellere Informationsverarbeitung des Gehirns
- positive Veränderung beim Umgang mit Stress
- Verbesserung des Immunsystems
- Senkung des Blutdrucks
- Linderung von Schmerzen

Diese messbar positiven Veränderungen finden ihren Nutzen beispielsweise auch bei der „MBSR-Behandlung" („Mindfulness Based Stress Reduction") bei Krebs- und Schmerzpatient*innen.

Seele:

- Regulierung von Ängsten und Stimmungstiefs
- Förderung von Empathie
- Verbesserung der Selbstwahrnehmung
- Förderung der Kreativität
- Steigerung der Intuition
- Förderung von positiven Gefühlen
- Innerer Frieden und Ruhe
- Klärung des Geistes

Die Wirkung auf die Seele ist zwar nicht messbar und sehr individuell, aber ebenso wichtig.

Wer sollte nicht meditieren oder ist Meditation für jeden geeignet?

Meiner Meinung nach ist Meditation für jeden geeignet. Doch sollte die Frage eher lauten: Wer ist in der Lage, allein zu meditieren, und wer sollte dabei professionelle Unterstützung bekommen?
Bei der Meditation können nämlich neben all den positiven Visionen und Bildern auch tief traumatische Erlebnisse an die Oberfläche kommen. Meditierende können auf bestimmte Reize „überemotional" reagieren oder mit bestimmten Bildern konfrontiert werden, die sie ihr ganzes Leben lang verdrängt haben.

Hat jemand vielleicht Schwierigkeiten, diese Erlebnisse allein zu verarbeiten, oder wurde bereits eine psychische Krankheit diagnostiziert, ist es sinnvoll, das Meditieren nur unter Aufsicht zu praktizieren. Professionelle Meditationstrainer*innen und Psychotherapeut*innen können helfen, hochkommende Traumata zu bewältigen. Ansonsten ist Meditation eine wundervolle und erkenntnisreiche Praxis, die für jeden geeignet ist. Egal ob jung oder alt.

Welche verschiedenen Formen der Meditation gibt es?

Wie bereits erläutert gibt es über 100 verschiedene Formen der Meditation. Da Meditation eine Praxis ist, die einem hilft, den Geist zu beruhigen und in den gegenwärtigen Moment zu kommen, kann dies z. B. auch der Spaziergang im Park, das Schneiden von Gurken oder das Malen eines Bildes sein.
Die gängigsten Formen der Meditation sind aber die Achtsamkeitsmeditation und die dynamische Meditation. Bei der Achtsamkeitsmeditation wird ein Meditationsobjekt bestimmt, wie beispielsweise der Fluss des Atems, der als Anker genutzt wird, um das Bewusstsein auf die Gegenwart zu lenken.

Meditation

Bei der dynamischen Meditation wird die Bewegung des Körpers, z. B. beim achtsamen Laufen, genutzt, um die Aufmerksamkeit auf die Sinneseindrücke des gegenwärtigen Moments zu lenken. Bei der Visualisierung wird eine bestimmte Vorstellung oder Erfahrungen genutzt, um die visuelle Konzentration zu verbessern, einen geistigen Raum zu erschaffen und Erlebnisse zu verarbeiten. Bevor ich das regelmäßige Meditieren für mich entdeckt habe, war ich geplagt von endlosen unruhigen Gedanken und negativen Selbstgesprächen. Das Meditieren hat mir persönlich auf so vielen Ebenen geholfen, dass ich beschlossen habe, als Meditationstrainer so vielen Menschen wie möglich diese Praxis näherzubringen.

Meine Klient*innen berichten, dass sie …

… ihre unbewussten negativen Glaubenssätze erkannt haben und diese verändern konnten.

… ihre endlosen Gedanken beruhigen konnten und somit bewusster im Alltag waren.

… ihr Mitgefühl anderen Menschen gegenüber so vertiefen konnten, dass sie in Konflikten viel gelassener und verständnisvoller reagiert haben.

… ihre eigenen Grenzen viel stärker respektieren und mehr Achtung und Wertschätzung sich selbst gegenüber aufbauen konnten.

Deshalb kann ich aus voller Überzeugung jedem empfehlen, das Meditieren regelmäßig auszuprobieren und in den Alltag zu integrieren. Es gibt sehr gute Apps, Retreats und Coaches, die den Einstieg erleichtern und unterstützen können.

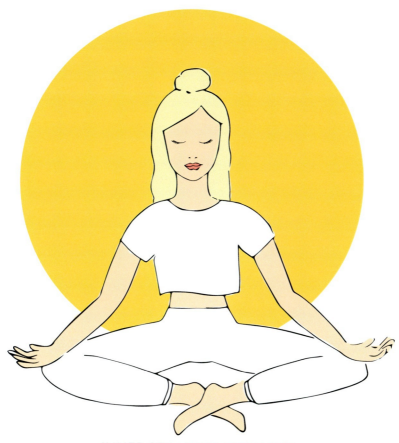

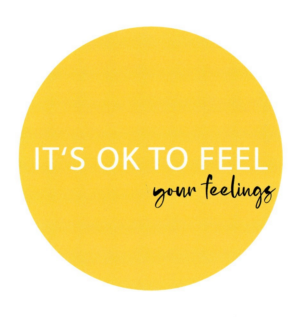

Emotionen

Gruselig, Emotionen.
Ich habe lange gebraucht, meine Emotionen anzunehmen und zu verstehen. Ich war eher der „Wir-verdrängen-erstmal-alles-und-lassen-uns-nichts-anmerken-Typ". Dabei bin ich oft vor lauter Gefühlen in mir fast geplatzt.

Bist du gut im Fühlen?

Gefühle waren für mich immer bedrohlich, weil ich nicht wusste, wohin damit. Ich wurde dazu erzogen, immer nett und freundlich zu sein. Meine Grenzen lautstark zu verteidigen oder mal so richtig auf die Pauke hauen, um mich und meine Gefühle zu schützen, waren nie in meinem Programm enthalten. Was ist also passiert? Ich war nett und habe mich gleichzeitig furchtbar gefühlt. Ich habe mir stundenlang Gedanken darüber gemacht, wie ich eine Situation lösen kann und was ich dann sage oder ob das dann doch zu viel ist. Gedankenkarussell ohne Ziel. Ah ne, Streit ist doch blöd. Ich möchte so gerne Harmonie, aber das Leben läuft halt nicht immer so.

Schon bevor der „böse Wolf" um die Ecke kam, war ich öfter auf der Seite von Ludwig Schwankl von „Seelenrave" gelandet. Er ist ein Coach, der sich dem Thema Beziehungen verschrieben hat, vor allem der Beziehung zu sich selbst. Nach dem Ende meiner letzten Beziehung wollte ich endlich verstehen, warum ich in diesem Bereich immer an meine Grenzen gestoßen bin und ich mich nie so richtig wohl damit gefühlt habe. Ich hörte seine Podcasts und beschäftigte mich mit seinen Texten. Allerdings geriet das Ganze wieder in Vergessenheit, weil ich noch im Verdrängungsmodus war.

Als ich dann völlig fertig aus dem Krankenhaus kam (dafür musst du meine persönliche Geschichte am Ende des Buches lesen), bin ich wieder über seine Website gestolpert. Ich fing an, die Texte zu lesen, und die Meditationen und Podcasts halfen mir, mich selbst ein bisschen besser zu verstehen und eine Ahnung zu bekommen, was die letzten Jahre da so im Kontext Beziehung und vor allem auch mit der Beziehung zu mir selbst passiert war.

Emotionen

Mir war plötzlich völlig klar, dass ich an mir arbeiten und mir meine Verletzungen anschauen muss, um emotionalen Ballast abzuwerfen und mich endlich von Kopf bis Fuß kennenzulernen. Wer bin ich, was will ich, wie bin ich hier gelandet? Und ja, es ist ok, Probleme in gewissen Bereichen zu haben und daran zu arbeiten. Und vor allem auch, offen damit umzugehen. Denn egal, wieviel du für deinen Körper tust, deine Seele hat mindestens genauso viel Einfluss auf den Heilungsprozess. Unsere wundervollen, zarten Seelen vergessen wir aber immer wieder. Stimmt doch, oder? Wann hast du das letzte Mal gesagt: „Ah, ich gehe heute mal ins Seelenpflege-Studio"? Stimmt, gibt es ja gar nicht. Wollen wir eins eröffnen?

Dann las ich einen Post von Ludwig, dass er noch ein gewisses Kontingent an Einzelcoachingplätzen zur Verfügung hat, da habe ich sofort zugeschlagen und wir haben angefangen, miteinander zu arbeiten. Das war der erste wichtige Schritt, den ich für meine Seelenheilung getan habe.

Die Coachingsessions waren sehr intensiv und aufwühlend. Man schaut tief in sich selbst hinein und dank seiner Erfahrung sind wir natürlich schnell zu „meinen Themen" gekommen. Das Ganze fand per Skype oder telefonisch statt und da ich noch sehr schwach war, habe ich das einfach von meinem Bett aus gemacht. Ich hatte nach jeder Sitzung eine Art Hausaufgabenmeditation, die mir geholfen hat, Ballast abzuwerfen. Im Laufe dieser Sessions gab es mehrere „Aha-Momente" für mich und der wichtigste war, zu erkennen, dass es ok ist, anders zu sein. Mit anders meine ich eine hochsensible Seele, die die ganze Zeit nur damit verbracht hat, in die Gesellschaft zu passen, und zwanghaft ein Leben wollte, das nicht aus der Reihe tanzt oder „auffällt". Ich habe mich immer wie eine Versagerin gefühlt, wenn eine Beziehung in die Brüche ging. Wenn ich Dinge zu sehr an mich heranließ. Wenn ich Situationen nicht ausgehalten habe, weil es mir einfach zu viel war.

Emotionen

Das kostet unheimlich viel Kraft. Über viele Jahre hinweg habe ich mich innerlich so verhärtet und so gegen meine eigentlichen Wünsche, Träume, Emotionen und somit gegen mich selbst gearbeitet, dass dabei einfach nichts Gutes herauskommen konnte.

Wir Menschen sind wahre Verdrängungskünstler, weil es viel einfacher ist, die Emotionen wegzuschieben, anstatt sich mit ihnen auseinanderzusetzen. Wir fahren oft jahrelang das gleiche Muster, ohne zu merken, dass das wie ein nie endender Besuch im Hamsterrad ist. Gefangen in sich selbst sein, ist hier der richtige Ausdruck. Dadurch hat man dann z. B. immer wieder das gleiche Thema, mit dem man konfrontiert wird und nicht zurechtkommt. Man landet immer wieder bei den Menschen, die einem nicht guttun. Es entstehen psychische Probleme, die im schlimmsten Fall auch zu körperlichen Beschwerden führen können, weil sich einfach zu viel aufgestaut hat. Aber wie soll diese Veränderung vonstattengehen? Erstmal musst du dir bewusstwerden, dass es diese aufgestauten Emotionen, Verletzungen und Traumata in deinem Körper gibt und sie Auswirkungen auf die Gegenwart haben können. Wenn du z. B. als Kind mal hingefallen bist, merkt sich das dein Körper und du hast vielleicht eine Narbe am Knie. Wenn du seelisch verletzt wurdest, merkt sich das deine Seele und auch dort bilden sich kleine oder auch große Narben, die eben nur nicht sichtbar sind, sich aber auf dein Verhalten auswirken können. Das kann sowas sein, wie „ich fresse meine Emotionen wochenlang in mich hinein" und plötzlich explodiere ich ohne triftigen Grund (von außen betrachtet).

Während meines Coachings mit Ludwig habe ich eine wirksame Technik in Bezug auf den Umgang mit Emotionen erlernt. So wurde der Zugang zu meiner eigenen Gefühlswelt immer besser und ich habe mich so richtig damit auseinandergesetzt. Das war anstrengend, aufwühlend, frustrierend, tränenreich und hat viel Zeit in Anspruch genommen. Im Endeffekt hat sich aber jede einzelne Minute gelohnt. Der erste Schritt ist, sich seiner aktuellen Emotion bewusst zu werden und zu akzeptieren, dass sie gerade da ist und zu dir gehört.

Emotionen

Zum Beispiel: Wenn du Wut spürst, frage dich selbst, wo sitzt diese Wut, wie fühlt sie sich an, ist sie heiß oder kalt, drückt sie oder zieht sie, ist sie groß oder klein? Atme in diese Emotion hinein und dehne sie aus, werde weich damit, lass sie durch den Körper fließen und frage dann: Ist das meine Emotion oder nicht? Hierbei geht es nie um die Antwort, sondern einfach nur um das bewusste Auseinandersetzen mit diesem Gefühl. Das Ziel ist hierbei, Emotionen „durchzufühlen" und sie dann loslassen zu können. Wende diese Technik so lange an, bis du eine Erleichterung in deinem Körper spürst. Im Falle von unserem Beispiel der Wut fühlst du vielleicht plötzlich, dass dein Ärger und deine Aggression verflogen sind und sich alles freier und leichter anfühlt. Das ist reine Übungssache, irgendwann passiert das ganz automatisch. Dann kannst du deine Emotionswellen kommen und gehen lassen, sie überrollen dich nicht mehr und du musst keine komischen Verdrängungsmaßnahmen mehr einleiten. Mir hilft es z. B. auch nach anstrengenden Arztbesuchen oder aufwühlenden Gesprächen, um wieder bei mir anzukommen und alles, was emotional „nicht zu mir gehört", abzuschütteln. Wenn du merkst, dass du allein nicht weiterkommst, dann suche dir bitte professionelle Hilfe. Emotionen, die nicht verarbeitet werden, können auf Dauer wirklich quälend werden.

Gerade in fordernden Situationen, wie Krankheit, Verlust, Trauer, Trennung usw. ist es ein großes Geschenk, mit seinen Gefühlen umgehen zu können und sie zu verarbeiten. Sich in diesen Phasen Hilfe zu suchen, ist für mich ein Ausdruck von Stärke, Verantwortung und absoluter Größe. Ich bin stolz auf dich, wenn du diesen Schritt gehst, und drücke dir fest die Daumen, beim Fühlen, Spüren und Verarbeiten von allem, was dich davon abhält, du selbst zu sein. Denn wenn man mal alle Emotionen, die dich als Person belasten, ausblendet, (nur kurz! Verarbeiten musst du sie trotzdem) wer bist du dann eigentlich? Ich habe gemerkt, wie souverän und gelassen ich sein kann. Plötzlich spürte ich eine große innere Ruhe und konnte von Situationen, auf die ich vorher emotional reagiert hätte, erstmal einen Schritt zurücktreten, mich beobachten und dann ruhig und entschlossen eine Entscheidung treffen.

Für mich war und ist dieses Wissen ein absoluter „Game Changer". Auf die Gefühle!

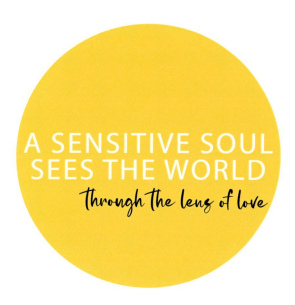

Hochsensibilität

Ich hatte bis zu dem Zeitpunkt meines Coachings keine Ahnung, dass es Hochsensibilität gibt. Ich habe mich den Großteil meines Lebens komisch oder anders gefühlt. Als würde ich von einem anderen Planeten kommen. Ich brauchte schon immer viel Zeit für mich, um meine Akkus wieder aufzuladen. Ich war sehr lärmempfindlich und schreckhaft. Ich hatte immer das Gefühl, meine Emotionen sind viel intensiver als bei anderen Menschen. Dinge, die für andere kein Problem waren, beschäftigten mich stundenlang. Am Ende des Tages war ich ausgelaugt und fertig von allen Eindrücken, die auf mich einprasselten.

Als dann der Begriff Hochsensibilität zum ersten Mal fiel, habe ich mich auch mit diesem Thema auseinandergesetzt. Ich habe einiges dazu gelesen und bin dann auf der Website von Ulrike Hensel gelandet. Sie bietet Coachings für hochsensible Menschen an und hat schon mehrere Bücher verfasst. Es lohnt sich sehr, mal auf ihrer Seite vorbeizuschauen. Ich durfte ihr einige Fragen zu diesem Thema stellen. Vielleicht erkennst du dich auch in gewissen Punkten wieder.

Frau Hensel, wie viele Menschen sind circa hochsensibel?

Die Psychologin „Dr. Elaine Aron", Begründerin des Konzepts der Hochsensibilität (High Sensitivity), geht davon aus, dass 15 bis 20 % der Menschen – Männer wie Frauen – zur Gruppe der Hochsensiblen (Highly Sensitive People, abgekürzt HSP) gehören.

Welche Merkmale sprechen für eine Hochsensibilität?

Da Hochsensibilität eine Wesensart und nicht nur ein einzelnes Persönlichkeitsmerkmal ist, sind die Merkmale vielfältig. Die Sinnessensibilität begründet eine umfangreiche, feine und intensive Wahrnehmung der Außen- und Innenwelt.

Das Denken zeichnet sich dadurch aus, dass es tiefgehend, verzweigt, übergreifend und verknüpfend ist. Das Fühlen ist intensiv und hat einen starken Nachhall; zum Fühlen gehört die starke Fähigkeit zur Einfühlung. Schließlich ist zu sagen, dass HSP eher als andere von einer Reizfülle überstimuliert und gestresst sind.

Gibt es bestimmte Tests, die Hochsensibilität bestätigen?

Es gibt Fragebögen, die bei der Selbsteinschätzung helfen. Man sollte sich jedoch auch der subjektiven Einschätzung bewusst sein. Und: Das, was HSP charakterisiert, ist nichts, was nur bei HSP auftritt, nur ist es bei ihnen deutlich ausgeprägter. (Auch Nicht-HSP sind sensibel!) Mir ist an der Stelle wichtig, zu betonen, dass Hochsensibilität keine Krankheit, keine Störung, kein Makel, keine Anomalie ist, sondern eine Normvariante. Es wäre daher nicht passend, von einer „Diagnose" im medizinischen Sinne zu sprechen.

Wie kann ich meinem Gegenüber gut erklären, wie ich als hochsensibler Mensch ticke?

Es kommt darauf an. Mein Tipp geht dahin, nur mit wenigen vertrauten Menschen über das gesamte Konstrukt Hochsensibilität zu sprechen, um da nicht in unfruchtbare und frustrierende Diskussionen verstrickt zu werden. Ich halte es für wichtig, hinzuzufügen, inwiefern die Erkenntnis das Gegenüber betrifft und welche Erwartung man mit der Erklärung verbindet. Ansonsten kann es einfacher sein, nur konkret das anzusprechen, was in der Situation und in dem speziellen Miteinander eine Rolle spielt. Zum Beispiel die Lärmempfindlichkeit bei den Kollegen, um gemeinsam Lösungen zu finden.

Hochsensibilität

Haben Sie Tipps, wie ich gut mit meiner Hochsensibilität umgehen kann?

Das kurzzufassen, fällt mir schwer. Ich habe darüber ein ganzes Buch geschrieben („Hochsensibilität verstehen und wertschätzen", Junfermann 2018). Zum einen geht es um das Verständnis und das Einfühlen in sich selbst, die Klärung der eigenen Bedürfnisse, die sich aus der Hochsensibilität ergeben und eine entsprechende Selbstfürsorge. Zum Beispiel sollte jede HSP darauf achten, dass sie nicht ständig einer Reizflut ausgesetzt ist, und genug Erholungsphasen vorsehen.

Zum anderen geht es um eine respektvolle Haltung gegenüber den Mitmenschen und eine konstruktive Kommunikation. Es geht darum, Anliegen vorzubringen und selbstbewusst für sich einzutreten, dabei aber taktvoll und wertschätzend zu kommunizieren, um wichtige Beziehungen nicht zu beschädigen. Denn alle Menschen sind soziale Wesen und brauchen gute Beziehungen, genauer gesagt: positive Beachtung, Anerkennung, Zuwendung, Zugehörigkeit und Verbundenheit.

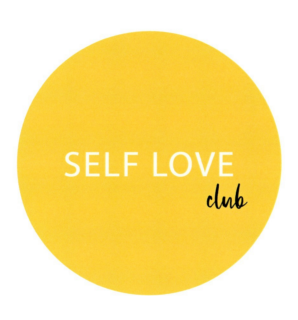

Selbstliebe

Die Arbeit mit meinen Emotionen hatte mir schon richtig gut weitergeholfen und gerade in der Anfangsphase meiner Krankheit war es für mich der richtige und ein sehr wichtiger Schritt. Nach einiger Zeit spürte ich aber, dass ich gerne noch tiefer in das Thema einsteigen wollte.
Mir wurde immer klarer, dass es einen Grund in meinem Leben gab, der mich in vielen Bereichen blockierte und oft auch lähmte: Meine fehlende Selbstliebe. Das äußerte sich eigentlich in allen Lebensbereichen. Ich war im ständigen Krieg mit meinem Körper, egal wie ich aussah, ich hatte immer was zu bemängeln. Ich hatte große Probleme, mich abzugrenzen, und auch einfach mal Nein zu sagen. Immer war da das Gefühl in mir, irgendwann bemerken die Menschen um mich herum, dass ich nicht perfekt und deshalb nicht so richtig liebenswert bin. Aufgrund dessen ging ich viel zu viele Kompromisse ein, auf die ich eigentlich überhaupt keine Lust hatte, nur um den Menschen zu gefallen.

Rückblickend weiß ich ehrlich gesagt nicht, wie ich das ausgehalten habe. Ich stand nonstop unter Druck. Wollte immer noch besser und perfekter sein. Die Wohnung musste sauber sein, wenn Besuch kam, und war nicht alles an seinem Platz, hat das wirklich Stress in mir ausgelöst. Ich musste gut aussehen, ich musste im Job noch besser werden. Wenn ich einen Fehler machte, knabberte ich tagelang daran. Um nur einen kleinen Einblick in die Gedanken meiner letzten Jahre zu geben. Ja und daran habe ich mich dann gewagt, an dieses fest aufgebaute Konstrukt aus Druck, Selbstzweifel und der fehlenden Liebe mir gegenüber. Bist du bereit, dich auf die nächsten Zeilen einzulassen und die Achterbahnfahrt Selbstliebe vielleicht auch in deinem Leben zu beginnen?

So, dann liebe dich mal selbst. Aber wie geht das eigentlich? Wenn wir es nicht schaffen und es nicht verstehen, uns selbst zu lieben, werden wir uns nie geborgen und sicher in uns selbst fühlen können. Was bedeutet das? Uns fehlt die Sicherheit darüber, wer wir sind. Was sind meine Grenzen, was wünsche ich mir, behandle ich mich selbst gut? Stehe ich zu mir und für mich ein? Oftmals macht man sein Glück, seine Laune, seine

Selbstliebe

Tagesform dann davon abhängig, wie mich mein Gegenüber behandelt, ob er oder sie heute gut zu mir ist oder nicht. Das heißt vereinfacht, man versucht die Liebe, die in einem selbst fehlt, durch die Außenwelt „aufzufüllen". Durch Bestätigung, Aufmerksamkeit, manchmal auch durch Dinge. Und dann läuft man nach einem kurzen Rausch, wenn man eben diese Dinge von außen bekommen hat, wieder mit dem Gefühl von „ich bin nicht genug" durch die Welt. Deine Grenzen zu finden und gut für dich selbst zu sorgen, sollte aber gerade jetzt deine absolute Priorität sein. Sei für dich da!

Komm, wir fangen mal mit einer kleinen Übung an: Stell dich vor den Spiegel, sieh dir in die Augen und sage: „ICH LIEBE DICH!" Ja, du wirst dir am Anfang bescheuert vorkommen und du kannst es auch erstmal nicht so richtig glauben. Vielleicht musst du sogar laut lachen. Gib aber bitte nicht gleich auf! Wiederhole und trainiere es täglich mehrmals und du wirst sehen, was mit dir passiert. Wenn du schon ein kleiner Profi bist, kannst du dir auch bewusst sagen, was genau du an dir liebst und bewunderst. Dir fällt nichts ein? Dann frag doch mal deine Lieben, was sie an dir schätzen. Du wirst überrascht sein, was du da alles hörst.
Lass es richtig krachen und werde Mitglied im „Self Love Club". Und denke immer daran: zu straucheln und schlechte Tage zu haben, ist normal und natürlich. Aber dann kommen auch wieder die Guten, an denen du dich so richtig umwerfend findest!

Bei mir war es ein sehr langer Weg, bis ich mich wirklich selbst lieben konnte, und auch heute habe ich noch Tage, an denen die kleine „Selbstzweiflercrew" in meinem Gehirn eine Party feiert. Was mir dabei sehr geholfen hat, war ein Coaching mit Manuel Cortez. Erst in Form eines Online-Coachings und als es mir besser ging auch persönlich. Da ich ein absoluter Kontrollfreak war, empfahl Manuel mir eine Hypnose. Das klingt für jemanden, der nur schwer die Kontrolle abgeben kann, erstmal sehr verunsichernd. Ich hatte Angst, dass ich irgendetwas Peinliches sage oder mache, während ich in der typischen Trance der Hypnose bin. Durch das Online-Coaching hatte ich aber schon komplett Vertrauen zu Manuel gefasst und ließ mich mutig auf dieses Abenteuer ein.

Selbstliebe

Als ich zum ersten Termin ging, kamen die Zweifel aber trotzdem wieder hoch. Ich war fix und fertig, hatte eine Art Panikattacke und wollte am liebsten absagen. Im Nachhinein betrachtet ist das normal, weil unser System ein „schlaues Kerlchen" ist und eigentlich keine Veränderungen zulassen möchte. Deshalb reagiert es vorher manchmal ein bisschen (ja ok, ziemlich) über. Oftmals verharrt man lieber in alten Mustern, weil sie vertraut und gewohnt sind. Auch wenn sie uns von diesem wundervollen Leben und von uns selbst abhalten. Man hat Angst vor dem Ungewissen, vielleicht auch vor sich selbst und der eigenen Größe. Davor, seine Verletzungen anzuschauen, die weh tun könnten. Aber trau dich einfach. Irgendwie vergisst man immer, dass man nur ein Leben hat. Nur ein einziges und das soll doch einfach nur wundervoll und voller Liebe sein.

Ich hatte drei sehr intensive Hypnose-Sitzungen mit Manuel, die jeweils ca. drei Stunden gedauert haben. Nach jeder einzelnen fühlte ich mich wie von einer riesigen Last befreit. Was man alles mit sich rumschleppt, ist unglaublich. Das erste Mal in meinem Leben habe ich eine tiefe anhaltende innere Ruhe gespürt und kann seitdem jeden Augenblick genießen und bin nicht schon direkt wieder bei der nächsten Sache. Ich denke, so muss sich Buddha gefühlt haben.

So eine Hypnose-Sitzung läuft folgendermaßen ab: Du liegst bequem auf dem Rücken und bist zugedeckt. Dann wirst du durch bestimmte Worte in eine Art Trance versetzt und die Reise in dein Innenleben beginnt. Bei mir sind unendlich viele Tränen geflossen, ich habe ganz viel gezuckt, weil ich so viel Druck in meinem Körper hatte (kommt von meinem Perfektionismus, weiß ich jetzt auch) und ich habe laut gelacht. Davon habe ich selbst aber gar nichts gemerkt. Manuel hat mir das danach erzählt. Ich habe mich gespürt. Mich als Natascha, mit meinen Ängsten und Unsicherheiten. Während der Hypnose sind wir in die Situationen in meinem Leben „gereist", in denen diese Ängste und Unsicherheiten entstanden sind, und haben sie „aufgelöst". Für mich als „Königin der Kontrollfreaks" war das die beste Entscheidung meines Lebens.

Selbstliebe

Ich habe mit Manuel über Selbstliebe und Ängste gesprochen und freue mich, dir die Erkenntnisse jetzt mit auf den Weg zu geben.

Manuel, warum haben wir alle so große Probleme mit der Selbstliebe?

Das Hauptproblem ist, dass wir Liebe an ein Wertesystem knüpfen. Wir werden von klein auf so trainiert: Wenn ich gut aussehe, Erfolg habe, gut in der Schule bin usw., werde ich geliebt. Und umso besser ich bin, umso besser ich aussehe, desto mehr werde ich geliebt. Wir definieren uns über Normen, gesellschaftlichen Druck und das allgemeine Wertesystem. Wir kopieren Handlungen und verlieren uns so komplett selbst. Dann ist es natürlich, dass wir uns nicht mehr selbst lieben können, denn kein Mensch auf der Welt schafft es, in allen Bereichen alle Belange zu erfüllen. Dabei sollte geliebt werden eigentlich ein Geburtsrecht sein. Du kommst auf die Welt und wirst geliebt, so wie du bist, ohne irgendwelche Bedingungen erfüllen zu müssen. Bedingungslose Liebe.

Warum sind Ängste in unserer Gesellschaft immer noch so ein großes Tabuthema?

Angst ist der größte Motor der Welt. Sie ist allgegenwärtig. Sie treibt uns an und bestimmt unser Handeln. Beispielsweise führen wir Beziehungen, weil wir Angst haben, allein zu sein. Das geschieht in den allermeisten Fällen nicht bewusst. Bei unserem Umgang mit der Angst ist es ähnlich wie bei der Selbstliebe. Auch hier ist unser Bild von der Gesellschaft geprägt. Wer offen und ehrlich zu seinen Ängsten steht, ist in den Augen der Gesellschaft kein Macher und wird als Schwächling deklariert. Darum verbergen nach wie vor die meisten Menschen ihre Ängste und empfinden Scham. In den letzten Jahren hat sich hier zum Glück schon ein bisschen was geändert. Ein Mann durfte früher beispielsweise keine Angst oder Schwäche zeigen. Heute ist das nicht mehr so extrem. Aber so wirklich offen gehen die meisten Menschen trotzdem noch nicht mit ihren Ängsten um.

Selbstliebe

Sie werden nach wie vor mit Versagen, Schwäche, nichts wert zu sein gleichgesetzt. Dies gilt ebenso für Panikattacken, sie haben ihren Ursprung in der Angst und sind nach wie vor ein Tabuthema. Obwohl nicht wenige Menschen davon betroffen sind, kann kaum jemand so richtig damit umgehen. Oft bekommt die betroffene Person den Stempel, sie hat doch was „an der Waffel". Aber das ist absoluter Blödsinn! Ich glaube, das gesellschaftliche Bild von ganz früher ist noch sehr in uns verankert. Da wurde man einfach außen vorgelassen, wenn man zu schwach war oder nicht so richtig funktioniert hat. Deshalb haben wir noch heute Angst, aus der Gruppe ausgeschlossen zu werden oder mit der eigenen Schwäche die Gruppe zu behindern. Aus diesem Grund gehen wir mit den eigenen Unsicherheiten und Ängsten nicht offen um. Eigentlich ist es aber die größte Stärke, sich seinen Ängsten zu stellen und so zu einer Form von Freiheit zu gelangen, die man vorher nicht für möglich gehalten hat.

Können Ängste jemals ganz verschwinden?

Erstmal müssen wir unterscheiden. Es gibt die angeborene Angst (z. B. das Zurückschrecken vor einem Abgrund) und die sogenannte prägungsorientierte Angst. Diese ist erlernt bzw. übernommen. An den prägungsorientierten Ängsten kann man arbeiten, sich mit ihnen auseinandersetzen und lernen, sie zu verstehen. Auch wenn sie dann trotzdem immer mal wieder hochkommen, hat man die Möglichkeit, anders damit umzugehen.

Für wen sind deines Coachings geeignet?

Für alle, die bereit sind, an sich zu arbeiten.

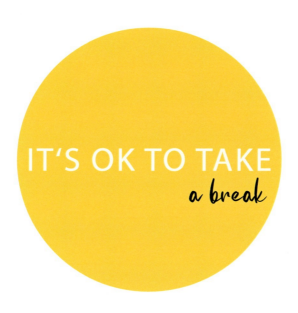

Wow!

Das war anstrengend, oder? Vielleicht legst du das Buch erstmal kurz weg und lässt das Ganze ein bisschen sacken und ruhst dich aus. Emotionen, Hochsensibilität, Selbstliebe, Hypnose, Ängste. Da ging es rund auf den letzten Seiten. Eine Sache ist mir noch sehr wichtig, dir mit auf deinen Weg zu geben: DU BIST NICHT SCHULD DARAN, KRANK GEWORDEN ZU SEIN. Lies diesen Satz bitte ganz oft und lasse dir von niemandem was anderes einreden. Egal, ob es sich um eine Krankheit, eine Behinderung oder z.B. ein psychisches Problem handelt. Ich hatte lange, lange das Gefühl, wenn ich mich nur richtig anstrenge oder noch mehr an mir arbeite oder noch mehr meditiere, dass meine Belohnung dafür die Gesundheit ist. So funktioniert das aber nicht. Du bist nicht krank, weil du irgendetwas falsch gemacht hast. Wichtig ist es, die gegebene Situation schrittweise akzeptieren zu können. Bei mir waren die verschiedenen Stadien dieses Prozesses:

1. Funktionieren und Überleben, ohne Zeit zum Nachdenken zu haben
2. Verzweiflung und innerer Druck, um schnell wieder das „alte Leben" zurückzubekommen und damit verbundener chaotischer Aktionismus gepaart mit vielen Rückschlägen
3. Akzeptanz, Ruhe und Selbstverantwortung

Du solltest deinen Körper und deine Seele beim Heilungsprozess unbedingt unterstützen, aber lass es bitte nicht in einen perfektionistischen Wahn ausarten. Jeder Schritt, den du machst, egal wie klein, ist sehr gut und jeder Weg sieht hier anders aus. Ich möchte zusammenfassend zu den letzten Kapiteln sagen, dass es in meinen Augen ein unablässiger Schritt ist, sich emotional, psychisch, seelisch, wie auch immer du es nennen möchtest, auf seine persönliche Reise zu begeben. Um „heil" zu werden, ist das wirklich ein „MUST HAVE".
Wenn dir für die privaten Coachings die Mittel fehlen, kannst du z. B. auch über deine behandelnden Ärzt*innen klären, ob es eine bezahlte Therapie gibt, die anfangs auch telefonisch möglich ist. Es gibt so eine große Fülle an guten Angeboten, die dich unterstützen und dir helfen können.

Wow!

Du musst dabei einfach ganz genau in dich hineinspüren, ob du dich damit wohlfühlst, ob das gerade das Richtige ist und ob es dir hilft, dein schönes Herz ein bisschen glücklicher und freier zu machen. Wenn du diesen Prozess startest, ist ein großer Knackpunkt, dass es vielleicht ein bisschen Seelenheil bringt, wenn man sich mit Menschen aus dem Umfeld über diese Themen austauscht. Aber wirklich lösen kannst du die Dinge in dir damit nicht. Ich habe auch gemerkt, egal wie viele Bücher ich in diese Richtung gelesen habe, die mir auch wirklich gutgetan haben, es reicht nicht. Weil Wissen noch nichts mit der Umsetzung zu tun hat. Damit meine ich, nur weil man etwas versteht, heißt das nicht, dass es in dir gelöst oder geheilt ist.

Diese Reise ist eine der spannendsten und schönsten und anstrengendsten überhaupt. Ich freue mich, wenn du diesen Schritt zu dir selbst wagst.

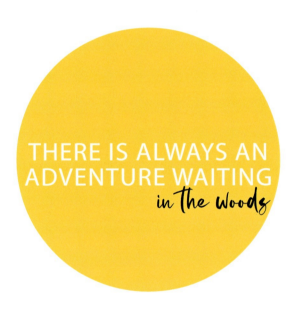

Wald

Als ich die Lust verspürte, ein bisschen an die frische Luft zu gehen und mal aus meinem Zimmer zu kommen, habe ich mich am Anfang sehr geschämt, diesen Schritt überhaupt zu wagen. Warum? Ich hatte ein rundes „Kortisongesicht", habe nicht mehr in meine Hosen gepasst und war schon nach ein paar Schritten außer Puste, weil meine Lunge auch betroffen war und ich lange nicht richtig durchatmen konnte. Deshalb habe ich mich für meine kleinen Runden immer in den Wald zurückgezogen, weil ich mich da geborgen und sicher vor der Außenwelt gefühlt habe. Ich merkte, wie gut mir diese Auszeiten taten. So ist mir bewusst geworden, dass mein „Ich möchte mich verstecken" - Gefühl mir geholfen hat, meinen persönlichen Kraftort zu finden. Auch jetzt, nachdem ich diese komischen Selbstzweifel abgelegt habe, bin ich regelmäßig und liebend gerne dort, um Kraft zu tanken und zur Ruhe zu kommen.

„Shinrin Yoku" beschreibt, dass ein Mensch in Kontakt mit dem Wald kommt und seine Atmosphäre in sich aufnimmt. In Japan und Südkorea hat das Waldbaden eine langjährige Tradition. Dort verschreiben Ärzt*innen ihren Patient*innen das sogar auf Rezept. Die Natur und besonders der Wald sollen den Stress vertreiben. Auch Ängste und Sorgen sollen reduziert werden. Es werden außerdem positive Effekte auf den Körper vermutet.

Eigentlich ist es doch logisch, oder? Schon ein kleiner Waldspaziergang bringt etwas Reinigendes, Befreiendes. Keine Beschallung, keine Hektik und unglaublich beruhigende Geräusche. Das Rauschen des Windes durch die Bäume, die verschiedenen Farben, der Geruch, ein Eichhörnchen klettert den Baum hinauf, die Augen nehmen unterschiedliche Farben wahr. Ist dir schonmal aufgefallen, wie viele Grüntöne ein Wald zu bieten hat? Der Geruch von Holz und Erde steigt dir in die Nase. Du hörst das Knacken der Zweige, das Rascheln der Blätter, die Vögel zwitschern. Wenn du über einen Baum streichst, spüren deine Hände die Beschaffenheit der Rinde, fasse das weiche Moos an und halte inne. Merkst du, auf was ich hinauswill?

Wald

Die Idee des Waldbadens bedeutet nicht einfach „nur" im Grünen spazieren zu gehen. Vielmehr sollst du die dortige Atmosphäre bewusst und intensiv erspüren. Die Natur spricht all deine Sinne an und schärft sie. Hören, Sehen, Riechen, Fühlen. Es wird nie langweilig, weil allein schon der Wechsel der Jahreszeiten immer für verschiedene Eindrücke sorgt. Plötzlich gelingt es besser, im Moment zu bleiben, loszulassen vom Grübeln und Nachdenken und den ganzen Sorgen, die du gerade hast.

Dein Körper und Geist erholen sich, du übst Achtsamkeit der Extraklasse und bist wirklich im Hier und Jetzt. Die Luft im Wald ist qualitativ deutlich besser und enthält kaum Schadstoffe. Dies wirkt sich positiv auf Atemwege, Haut, Herz und Gefäße aus und soll auch den Blutdruck senken. Die hohe Luftfeuchtigkeit ist zudem gut für die Lunge und die Bronchien. Wenn du dich darauf einlässt, dann findest du Ruhe und kleine Wunder an jeder Ecke. Du musst gar nichts tun und kannst einfach mal nur sein und alles um dich herum aufnehmen und aufsaugen.

Ich hatte ein ausführliches Gespräch mit der Waldpädagogin Sigrid Scherer. Unter Waldpädagogik versteht man die Umweltbildung, die sich auf den Wald und die Forstwirtschaft bezieht. Menschen sollen durch praktisches Erleben den Wald als Lebensraum kennenlernen und ihn als schützenswert erachten. Die Naturschönheit des Waldes soll erlebbar gemacht werden. Außerdem ist die nachhaltige Forstwirtschaft Thema der Waldpädagogik. Man soll dadurch die Notwendigkeit einer zukunfts- und kreislauforientierten Forstwirtschaft erkennen.

Sigrid hat mich mit all den Informationen über das Waldbaden versorgt. Sie bringt auf ihren Touren durch den Wald den Menschen dessen Wunder wieder näher und möchte mit ihrem Wirken die Empathie für die Natur und die Wildtiere schulen. Einen achtsamen Umgang und die Neugierde auf unsere schöne Welt neu erwecken. Es werden regelmäßige Touren im Wildpark Hessen Forst angeboten.

Wald

Schau mal auf deren Seite und lass dich inspirieren. Diese Art von Erlebnis gibt es bestimmt auch in deiner Nähe oder du gehst allein in den Wald. Wie du dich wohler fühlst. So erschaffst du dir Momente, die noch lange nachklingen.

Wenn du dann mal wieder einen richtig schlimmen Tag hast, an dem du liegen und dich ausruhen musst, denkst du an dein kleines Waldabenteuer zurück. Mir hat diese kindliche Freude über Schmetterlinge, Waldbeeren, Blumen am Wegesrand, schöne Steine auf dem Weg, das Farbspiel beim Wechsel der Jahreszeiten usw. sehr geholfen. Ich war trotz all meiner Einschränkungen glücklich und habe mir diese kleinen besonderen, erfüllten Momente selbst erschaffen und sie in meinem Herz gesammelt. Hast du deine Schuhe schon angezogen?

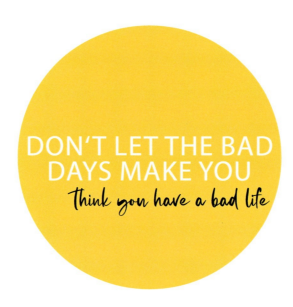

Dankbarkeit

Frech von mir, gell? Für was soll man bitte dankbar sein, wenn gerade alles schief läuft und man das Gefühl hat, das ganze Leben fliegt einem um die Ohren? Die Kleinigkeiten, für die du dankbar bist, sind ab sofort deine Freunde, deine Retter, dein Fokus, deine große Liebe, dein Anker. Kleinigkeiten? Lass dich in den Arm nehmen. Schau ins Grüne. Nimm ein Bad. Schau einen lustigen Film. Hör dein Lieblingslied. Schau, welche Wolkentiere am Himmel auf dich warten. Pflück dir ein paar Blumen. Trink eine Tasse von deinem Lieblingstee. Heule dich richtig aus. Lasse dich mal komplett hängen. Koche dir dein Lieblingsessen. Rieche an frischen Kräutern. Beobachte den Regen. Lies in deinem Lieblingsbuch. Mache einen kleinen Spaziergang und achte auf die Wunder um dich herum. Hör den Vögeln zu. Alles bewusst. Merkst du, wie langsam ein bisschen Lebensfreude und Glück in dein schönes Herz kriechen? Es geht um Folgendes: Wenn du dich nur noch mit Blutwerten, Problemen, Verzweiflung, Angst und Schmerz beschäftigst, vermittelst du deinem Körper und deinem Geist die ganze Zeit, dass du in einer Art Krieg bist. Wir kämpfen oft erstmal dagegen an, solch eine Diagnose wirklich zu aktzeptieren. Dies benötigt einfach seine Zeit.

Du brauchst diesen Kampfgeist und Willen, um alles durchzustehen, das ist mir bewusst. Aber das „Nicht-Wahrhaben-Wollen" versetzt unseren Körper in zusätzlichen, dauerhaften Stress. Vielleicht kommt bei dir auch manchmal die Frage „Warum ich?" Oder du vergleichst dich mit Menschen in deinem Umfeld und fühlst dich dann noch schlechter. Atme erstmal tief durch. Ich empfehle dir von ganzem Herzen ein Dankbarkeitstagebuch. Nimm dir jeden Tag einen kleinen Moment Zeit und vor allem Ruhe dafür. Vielleicht steht in den ersten Wochen drin, ich bin dankbar, dass ich heute nur drei anstatt vier Stunden geweint habe, und das ist völlig in Ordnung.

Mein Gedanke in den ersten Monaten war immer der gleiche. „Ich bin dankbar, noch auf der Welt zu sein" und das hat mir unheimlich viel Rückenwind gegeben. Es geht darum, zu sehen, dass es durchaus auch noch gute Momente gibt, und diesen Fokus darauf kann man tatsächlich trainieren.

Dankbarkeit

Wichtig ist auch hier: Es gibt Tage, die sind so schrecklich, niederschmetternd, hoffnungslos, bescheiden, frustrierend und das ist auch absolut in Ordnung und die gehören dazu. Am nächsten Tag findest du dann vielleicht aber wieder zwei Momente mehr, für die du dankbar bist. Somit hast du nicht das Gefühl, das Leben zieht an dir vorbei und du bleibst zurück! Nein, du erschaffst dir jeden Tag auf ein Neues gute und glückliche Momente und bist dankbar dafür.

Weißt du, was mit der Zeit passiert? Du wirst zu einem Menschen, der durch Kleinigkeiten glücklich wird und eine tiefe Dankbarkeit empfinden kann. Als ich an diesem Punkt angekommen war, hatte ich sehr oft Momente, in denen ich richtig tiefes Glück in mir gespürt habe, obwohl mein Leben zu diesem Zeitpunkt alles andere als „normal" war. Also, wie findest du eine Mitgliedschaft im „Dankbarkeits-Club"? Lebenslänglich und kostenlos! Ich bin auch dabei.

my family and friends

music and art

my home

I AM
GRATEFUL
FOR ...

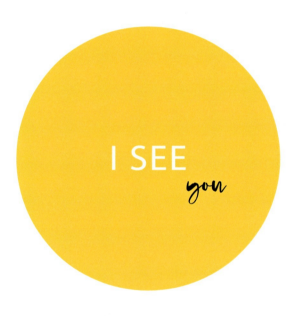

Fatigue

Ich wurde auf meinem Weg immer stabiler, aber eines blieb: Ich musste mit meiner Energie immer ganz genau haushalten. Das jemandem so richtig erklären zu können, finde ich unheimlich schwer. Vor allem, weil es so wechselhaft auftritt. Nach über zwei Jahren Krankheit schaffte ich es noch nicht, zu einer Freundin zu fahren, die fünfzehn Minuten von mir entfernt wohnt, um dort eine Stunde zu verbringen und danach wieder heimzufahren. Genau so wollte mein Körper nach dieser langen Zeit noch kein Fitnesstraining. Yoga und spazieren gehen ging, aber alles andere knockte mich noch ganz schön aus. Was sich aber änderte, war die Dauer der Erschöpfung nach Überanstrengung, die wurde immer kürzer. Wenn meine Ungeduld dann wieder zuschlug, hielt ich kurz inne und merkte, dass ich große Fortschritte gemacht hatte.

Durch die Achtsamkeit meiner Seele und meinem Körper gegenüber war eine deutliche Verbesserung wahrzunehmen. Aber wie kann man das einem gesunden Menschen erklären, dass man sich fühlt, als wäre der Energiestecker gezogen worden und man schon mit alltäglichen Kleinigkeiten Probleme hat?

Hier kommt die „Löffel-Theorie" der Bloggerin Christine Miserandino ins Spiel. Sie veranschaulicht für Außenstehende in meinen Augen sehr treffend, wie es ist, mit begrenzter Energie durch den Alltag zu kommen. Viele Krankheiten sind nicht sichtbar und oftmals ist es für Betroffene deshalb sehr schwer, Verständnis entgegengebracht zu bekommen. Es ist wichtig, mit den vorhandenen Energiereserven gut zu haushalten, sonst reichen sie am Ende des Tages nicht mehr aus, um sich z. B. sein Abendessen zuzubereiten.

Aber woher kommt die „Löffel-Theorie" eigentlich? Christine Miserandino veröffentlichte sie im Jahr 2003 das erste Mal im Netz. Bereits mit 15 Jahren wurden bei ihr unterschiedliche Krankheiten diagnostiziert.

Fatigue

Viele Jahre später konnten die richtigen Diagnosen für sie gefunden werden: Lupus und Fibromyalgie. Ihren englischsprachigen Blog hat sie nach einem Satz benannt, den sie oft in ihrem Leben gehört hat: „ButYouDontLookSick.com".

Die Theorie ist während des Gespräches in einem Café mit ihrer besten Freundin entstanden. Diese fragte Christine: „Wie ist es eigentlich, Lupus zu haben?" Um ihr die Frage besser beantworten zu können, nahm Christine einige Löffel zur Hand und überreichte sie ihrer Freundin. Sie begann zu erklären: Krank zu sein, bedeutet, Entscheidungen zu treffen und somit bewusst über Dinge nachzudenken, die für einen gesunden Menschen selbstverständlich sind.

Die Löffel sollten in diesem Gedankenexperiment für die Energie stehen, die ihr als chronisch kranke Person über den Tag hinweg zur Verfügung steht. Insgesamt waren es zwölf Löffel. Sie erklärte ihr, warum die Anzahl begrenzt war. Wenn man gesund ist, geht man davon aus, unbegrenzt viele Löffel, also Energie, zur Verfügung zu haben. Als chronisch kranker Mensch startet man nur mit einer bestimmten Anzahl an Löffeln in den Tag. Als nächstes sollte Christines Freundin ihre täglichen Aufgaben auflisten. Für fast jede Aufgabe nahm ihr Christine einen Löffel weg: Aufstehen war anstrengend und kostete einen Löffel. Auch für das Anziehen nahm Christine ihrer Freundin einen Löffel weg. In dem Gedankenspiel war Christines Freundin noch nicht einmal auf der Arbeit angekommen und hatte bereits sechs Löffel verloren. Die übrigen Aufgaben für den Tag wollten also gut geplant sein, um nicht plötzlich ohne Löffel dazustehen.

Christine erklärte ihr weiter, dass man manchmal vom nächsten Tag Löffel leihen konnte, der nächste Tag dadurch aber noch schwieriger werden würde. Als die Löffel in der Veranschaulichung immer weniger wurden, war Christines Freundin dazu gezwungen, Entscheidungen zu treffen: Besorgungen erledigen oder Abendessen zubereiten? Um beide Dinge zu tun, hatte sie nicht mehr genug Löffel in der Hand. Am Ende des Tages hatte Christines Freundin genau einen Löffel übrig, um Abendessen zu sich zu nehmen. Wenn sie kochte, würde sie nicht genug Löffel haben, um das Geschirr abzuwaschen.

Fatigue

Wenn sie in ein Restaurant ging, würde sie nicht genug Energie für den Heimweg haben. Christines Freundin wurde zunehmend bedrückter. Dabei hatte Christine sogar einige Situationen nicht mit in das Gedankenexperiment der „Löffel-Theorie" einbezogen, um ihre Freundin nicht zu überfordern. Zum Beispiel, dass bei ihr durch ein Schwindelgefühl manchmal die Zubereitung von Abendessen ohnehin außer Frage stand. Als alle Löffel „verbraucht" waren, war es in dem Gedankenexperiment gerade einmal 19 Uhr. Christines Freundin sah sie mit Tränen in den Augen an und fragte: „Wie machst du das nur? Machst du das jeden Tag?" Christine erklärte ihr, dass manche Tage besser waren als andere, während andere schlechter waren. Und dass sie trotzdem nie vergessen durfte, wie viele Löffel sie noch zur Verfügung hatte.

Seitdem Christine Miserandino die „Löffel-Theorie" im Jahr 2003 aufgeschrieben und ins Netz gestellt hat, hat sie sich weit verbreitet. Viele Menschen mit chronischen Krankheiten und Behinderungen weltweit finden ihren Alltag in der Metapher der „Löffel-Theorie" wieder und nennen sich selbst „Spoonies" (spoon = engl. für Löffel). Dieses Experiment ermöglicht es Menschen mit Einschränkungen, ihre Situation für andere anschaulich darzustellen. Denn nur wenn die Besonderheiten verstanden werden, können sie auch berücksichtigt werden.

Jetzt hast du, glaube ich, schon einen guten Eindruck bekommen, wie es ist, mit einer chronischen Krankheit durch den Tag zu kommen. Aber ich wollte diese nicht gut greifbare Erschöpfung, die sogenannte Fatigue, noch ein bisschen genauer erfassen. Ich hatte die Möglichkeit, Frau Dr. med. Michaela Moosburner ein paar Fragen zu diesem Thema zu stellen. Sie ist Chefärztin des Krankenhauses für Naturheilweisen in München. Zudem ist sie Fachärztin für Innere Medizin, Gastroenterologie, Naturheilverfahren, Homöopathie und Ernährungsmedizin.

Fatigue

Das Krankenhaus für Naturheilweisen verfolgt einen ganzheitlichen Therapieansatz. Gerade chronische Erkrankungen sind oft von zahlreichen Faktoren beeinflusst, die die Schulmedizin nicht immer genügend berücksichtigen kann. Deshalb wird dort gezielt das Beste aus zwei Welten verbunden: die evidenzbasierte Schulmedizin und anerkannte Therapieformen der Komplementärmedizin.

Frau Dr. med. Moosburner, was ist Fatigue eigentlich genau?

Chronische Fatigue bezeichnet eine andauernde und lähmende Erschöpfung, die sich durch Schlaf und körperliche Ruhe nicht ausreichend bessern lässt. Betroffen ist dabei nicht nur das körperliche Befinden, sondern auch die mentale und emotionale Ebene. Neben einer allgemein reduzierten körperlichen Leistungsfähigkeit entwickelt sich oft eine ausgeprägte Belastungsintoleranz. Das bedeutet, dass auch nach scheinbar leichter körperlicher Aktivität am Folgetag eine massive Zunahme der Beschwerden zu beobachten ist. Begleitet wird die Fatigue häufig von einem bleiernen Gefühl mit Muskel- und Gliederschmerzen, Kopfschmerzen, Schwindel, Konzentrationsstörungen, einem sogenannten „Brain Fog", also dem Gefühl, nicht richtig denken zu können, zudem ein vermehrtes Schlafbedürfnis, das sich nicht befriedigen lässt. Dazu kommen Regulationsstörungen des vegetativen Nervensystems, wie beschleunigter Puls oder Blutdruckabfall beim Aufstehen.

Es wird auch von psychischen Symptomen wie Niedergeschlagenheit, Motivations- und Antriebsmangel, Traurigkeit und Angst berichtet. Das Beschwerdespektrum ist breit und individuell sehr unterschiedlich ausgeprägt. Nach meiner Erfahrung belastet die Chronische Fatigue mit all ihren Facetten die Betroffenen oft mehr, als es die ursächliche Grunderkrankung tut. Sie schränkt die Lebensqualität deutlich ein und erschwert das gesellschaftliche, berufliche und auch das ganz persönliche Alltagsleben.

Welche Ursachen gibt es und bei welchen Krankheitsbildern entstehen diese Erschöpfungszustände?

Viele Faktoren tragen zur Krankheitsentstehung bei. Chronische Fatigue kann durch unterschiedliche Organfunktionsstörungen bedingt sein. Auch greifen manche Therapien in Stoffwechselabläufe und hormonelle Regelkreisläufe ein und begünstigen so die Entstehung einer Fatigue. Ein wichtiger Faktor scheinen autoimmune Prozesse und Regulationsstörungen des vegetativen Nervensystems zu sein, zudem spielen chronische Entzündungsprozesse eine Rolle. Eine bereits vorbestehende körperliche Minderbelastbarkeit oder emotionale Belastungen, z. B. durch eine Depression, können ebenfalls die Entstehung einer Fatigue begünstigen. Das sind alles nur Puzzleteile. Letztendlich ist die Pathogenese aber immer noch unklar. Bis zu 50 % aller Tumorpatient*innen leiden Monate und Jahre nach Diagnose und Therapie noch an einer anhaltenden Erschöpfungssymptomatik.

Eine Fatigue entwickelt sich auch häufig im Rahmen von Autoimmunerkrankungen wie beispielsweise dem systemischen Lupus erythematodes oder der Sarkoidose, aber auch dem klassischen Rheuma. Sehr oft sind Patient*innen mit Multipler Sklerose und anderen schweren neurologischen Erkrankungen betroffen. Es liegt jedoch nicht immer eine organische Grunderkrankung vor. Auch bei der Fibromyalgie, einer komplexen chronischen Schmerzerkrankung ohne fassbare strukturelle Ursache, findet sich in vielen Fällen eine begleitende Fatigue. Nicht zu vergessen sind die postinfektiösen Syndrome im Zusammenhang mit viralen oder bakteriellen Infektionen. Brandaktuell beobachten wir ein vergleichbares Phänomen beim sogenannten Long-Covid-Syndrom. Erste Zahlen belegen, dass ca. jeder achte Patient nach überstandener Covid-Infektion neben unterschiedlichen organbezogenen Symptomen auch von einer Fatigue betroffen ist.

Fatigue

Gibt es eine Erklärung, warum das Auftreten so individuell und unregelmäßig ist?

Wie schon gesagt, die Ursache ist multifaktoriell. Auslöser sind höchst unterschiedliche Erkrankungen. Zudem spielen vorhandene Begleiterkrankungen sowie die individuelle körperliche und psychische Konstitution der Betroffenen eine Rolle. Aber auch weitere Faktoren wie eine erbliche Veranlagung, sowie verhaltens- und umweltbedingte Begleitumstände haben Einfluss auf die Ausprägung und den Verlauf der Erkrankung.

Gibt es gute Behandlungsmöglichkeiten und was kann ich tun, wenn ich selbst betroffen bin?

Eine kausale Therapie ist bisher nicht bekannt. Ziel ist eine Linderung der Symptome. Wichtig sind Maßnahmen zur Stressreduktion und Entspannung, die Stärkung von persönlichen Ressourcen und das Erlernen eines adäquaten Copings, sprich wirksamer Bewältigungsstrategien. Gerade Menschen mit Chronischer Fatigue müssen ihre Grenzen kennen und mit ihren Energiereserven achtsam umgehen, Stichwort Pacing. Das bedeutet, sich körperlich, kognitiv und emotional nicht zu überfordern, im Gegenzug Aktivität aber auch nicht vollständig zu vermeiden.

Das ist eine schwierige Gratwanderung. Im Krankenhaus für Naturheilweisen behandeln wir Patient*innen mit Chronischer Fatigue multimodal. Dabei kommen, neben einer evidenzbasierten schulmedizinischen Therapie der Grund- und Begleiterkrankungen, unterschiedliche bewährte naturheilkundliche Maßnahmen zum Einsatz.

Wir erstellen für alle Betroffenen entsprechend der Symptome und der vorhandenen individuellen Ressourcen, ein integratives Therapiekonzept. Ein zentraler Bestandteil ist dabei die moderate Ganzkörperhyperthermie. Diese passive Fiebertherapie hat eine intensiv regulierende Wirkung auf das vegetative Nervensystem und das Immunsystem. Zudem wird die Schmerzwahrnehmung beeinflusst, was häufig zu einer deutlichen Besserung der Muskel- und Gelenkschmerzen führt. Hilfreich können auch vitalitätssteigernde Heilpflanzen wie Ginseng oder Rosenwurz sein.

Auch die hochdosierte Gabe von Vitamin C intravenös hat sich bewährt. Wichtig ist eine fein abgestimmte Mischung aus körperlicher Belastung und Entspannungs- und Atemtherapie. Auch durch unterschiedliche physiotherapeutische Behandlungen wie beispielsweise Fußreflexzonentherapie, Osteopathie oder Kneippsche Anwendungen kann man regulierend auf Körperfunktionen Einfluss nehmen. Unterstützend wirken rhythmische Einreibungen mit Aromaölen oder Fußbäder mit anregenden Pflanzenextrakten.

Es gibt nicht „die eine Therapie", die Betroffenen hilft. Durch eine Kombination unterschiedlicher Maßnahmen lässt sich aber bei vielen Erkrankten eine deutliche Verbesserung der Symptome erreichen.

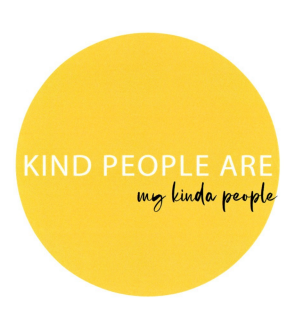

Was kann ich als Angehörige*r tun?

Wenn du dieses Buch als Angehörige*r bis hierhin gelesen hast, hast du schon einen guten Eindruck, wie sich dein Gegenüber fühlt und dass viele Situationen schwer zu handeln sind. Aber was kannst du jetzt wirklich tun?

Erstmal ist man geschockt. Ein gesunder, mitten im Leben stehender Mensch ist plötzlich komplett aus dem Alltag gerissen und kämpft ums Überleben. Auf einmal ist gar nichts mehr wie vorher.

Was hilft, sind die Kleinigkeiten. Allem voran Verständnis. Man kann sich als gesunder Mensch nicht vorstellen, dass man mal zu schwach zum Aufstehen, Duschen, Laufen oder Sprechen ist. Ich hatte nur noch ein gewisses Kontingent an Energie pro Tag und das war am Anfang sehr gering. Um sich das besser vorstellen zu können: Ich habe es geschafft, mich morgens anzuziehen, mir einen Tee zu kochen und ein paar Nachrichten zu beantworten, und das war alles. Die Energie wird, wie schon beschrieben, nach und nach wieder mehr. Dieser Prozess war und ist aber unglaublich anstrengend. Außerdem passiert es sehr oft, dass die körperliche Schwäche und diese unglaubliche Müdigkeit und Schwere im Körper von einer Sekunde auf die andere auftritt. Da hilft es dann nur, sich hinzulegen und zu hoffen, dass es am nächsten Tag wieder besser ist.

Ich verstehe, dass du als Angehörige*r auch erstmal damit zurechtkommen musst und dir Sorgen machst. Lies dich ein bisschen in das Thema ein. Dann kannst du die Situation etwas besser verstehen und nimmst es auch nicht persönlich, wenn betroffene Personen erstmal nichts „zurückgeben" können. Mich hat es immer gefreut, wenn sich jemand mit der Krankheit auseinandergesetzt hat. Das hat ein Interesse an der aktuellen Situation gezeigt und mir auch das Gefühl gegeben, ich bin hier jemandem wirklich wichtig. Als sehr umfassende, wissenschaftliche und informative Lektüre kann ich das Buch von Matthias Schneider „Lupus erythematodes" empfehlen. Darin ist alles enthalten, was es aus medizinischer Sicht über diese Erkrankung zu wissen gilt.

Was kann ich als Angehörige*r tun?

Was mir unglaublich gut getan hat, waren kurze Nachrichten, wie z. B. „Ich denk an dich". Erwarte bitte nicht gleich eine Antwort oder hake nicht sofort mehrmals nach, ob alles ok ist, weil man es manchmal einfach nicht schafft, zu antworten. Man freut sich aber sehr, wenn ein paar liebe Worte auf dem Handy aufleuchten. Schicke eine E-Mail, sende ein Foto. Mein Chef hat mir z. B. von Beginn an immer ein Bild von einem Regenbogen geschickt, wenn einer am Himmel zu sehen war. Das war sehr schön für mich, weil der Regenbogen ein so hoffnungsvolles Symbol ist. Schreibe eine Postkarte, schicke einfach mal so einen Blumenstrauß, vermittle das Gefühl: „Du bist nicht vergessen".

Oft fällt es den betroffenen Personen schwer, um Hilfe zu bitten. Biete, wenn möglich, an mal zum Arzt zu fahren, einkaufen zu gehen oder mal die Wäsche zu waschen. Dieser Einschnitt ist eine absolute Ausnahmesituation und es fällt am Anfang tatsächlich viel Versorgungsarbeit an. Hilfe beim Duschen, das Zimmer, die Wohnung regelmäßig sauber machen, kochen usw.

Was mir während meiner Reise auch aufgefallen ist: Heilung hat ihr ganz eigenes Tempo und ist ein ewiges Auf und Ab. Ich habe sehr oft gehört: „Es muss doch jetzt mal besser werden!" und: „Das gibt's doch gar nicht!" Mir ist es immer sehr schwer gefallen, darauf zu reagieren, weil man sich ja selbst wünscht, einfach gesund zu sein. In erster Linie muss man akzeptieren, dass alles seine Zeit braucht und seinen eigenen Rhythmus hat.

Zusammenfassend kann ich sagen: Es geht nicht um die großen Gesten. Sei einfach so da, wie du kannst, und dabei muss man überhaupt nicht übertreiben oder perfekt sein. Ich glaube, eine schwere Krankheit macht den Menschen Angst und oft ist man befangen und weiß gar nicht so richtig, was man sagen oder machen soll. Wahrscheinlich ist es auch erschreckend, jemanden so schwach zu sehen. Ich bin selbst erschrocken, als ich die Bilder aus der Anfangszeit nach meinem Krankenhausaufenthalt gesehen habe.

Was kann ich als Angehörige*r tun?

Aber was du dir hier merken kannst: Diese Person da gegenüber ist noch genau derselbe Mensch wie vorher. Sie hat gerade nur eine sehr schwere Zeit und da ist es wundervoll, wenn man seine eigenen Unsicherheiten einfach hintenanstellt und „da" ist.

Und was eigentlich der wichtigste Rat ist: Verursache bitte keinen zusätzlichen Stress. Egal was gerade los ist, ob du dich über irgendetwas geärgert hast, ihr vielleicht vor Ausbruch der Krankheit eine Meinungsverschiedenheit hattet, es irgendwelche unausgesprochenen Dinge gibt: Bitte stelle das erstmal hintenan, dafür ist jetzt nicht der richtige Augenblick. Ohne die Hilfe und Unterstützung von dem sozialen Umfeld, ist es kaum möglich, so eine Situation zu bestehen. Deshalb: Vielen Dank an dich, dass du dich mit diesem Thema auseinandersetzt und meine Worte gerade liest und so der betroffenen Person in deinem Umfeld oder vielleicht auch in deiner Familie Unterstützung entgegenbringst.

Du bist toll!

Ergänzung

Was ich oft von anderen betroffenen Personen gehört und auch ein paar Mal am eigenen Leib erfahren habe, war ein für mich merkwürdiges Vorgehen von einigen Ansprechpartner*innen bei Behörden oder auch im medizinischen Bereich. Mit merkwürdig meine ich, dass man, obwohl man eine Diagnose, Unmengen an Arztbriefen, Blutwerten und was noch so alles dazugehört hat, sich rechtfertigen und erklären muss und in vielen Bereichen keine Unterstützung bekommt. Leider ist unser System nicht auf chronische Erkrankungen ausgelegt und diese Unmengen an Anträgen sind bei mir größtenteils ins Nichts gelaufen, wurden verschlampt oder gingen verloren. Sei es für Unterstützung im Haushalt, Fahrten ins Krankenhaus, Medikamentenzuzahlungen usw. Ich habe öfter gehört, wenn ich diese oder jene Krankheit hätte, könnte mir geholfen werden. Diese Aussage ist sehr traurig und unprofessionell. Ohne meine Familie hätte ich diese Zeit nicht überstanden. Es wäre wundervoll, wenn sich die zuständige Behörde ein individuelles Bild von dem Menschen machen könnte und man gemeinsam eine gute Lösung findet, um „beim Zurück ins Leben zu finden" zu unterstützen.

Man ist in diesem Moment auf dem Schreibtisch vielleicht nur eine Nummer und ein Stück Papier, aber auf der anderen Seite ist da ein ganzes echtes Leben, welches gerade explodiert und auf den Kopf gestellt wird. Ich war am Anfang z. B. kaum in der Lage, ein Telefonat zu führen, weil ich zu schwach war, obwohl man das auf den ersten Blick vielleicht nicht sieht oder sich die Stimme am Telefon ganz normal anhört. Obwohl es mir so schlecht ging, war ich immer höflich und freundlich und das sollte auf Gegenseitigkeit beruhen, vor allem wenn man es mit so sensiblen Themen zu tun hat. Ich konnte zum Glück größtenteils sehr positive Erfahrungen machen und bin bei lieben Menschen gelandet und dafür bin ich wirklich dankbar. Aber es gab eben auch einige sehr kräftezehrende Erlebnisse. Und genau diese haben mich dann immer wieder für Wochen zurückgeworfen, weil sie unglaublich viel Stress bei einem geschwächten Menschen auslösen. PLEASE BE KIND. Danke!

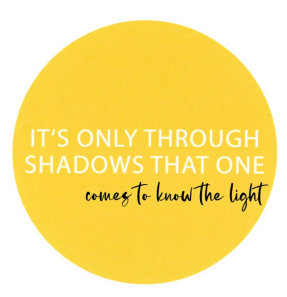

Meine persönliche Geschichte

Ich war wie im Delirium. Ich hatte schon längere Zeit eine große Erschöpfung und unendliche Müdigkeit gespürt. Jeder Schritt war zu viel. Ich war immer schneller außer Atem. Naja, wird der Stress sein. Ist auch viel los gerade. Du musst die Trennung verarbeiten, eine Wohnung finden, dir nicht anmerken lassen, wie kaputt du bist. Wird schon wieder, stürz dich einfach noch tiefer in die Arbeit und vergiss nicht, zu lächeln. Die Fassade fing aber schon länger an, zu bröckeln, alles war zu viel für mich.

Über die letzten Jahre bis zu dem Tag, an dem ich zusammengebrochen bin, hatte ich unendlich viele Blasenentzündungen und Magenschleimhautentzündungen, mit denen ich immer im Krankenhaus gelandet bin. Nach ein paar Wochen ging es mir aber jedes Mal wieder besser. Als Teenie hatte ich plötzlich eine allergische Bindehautentzündung, die medizinisch nicht erklärbar war und die immer wieder auftauchte. Meine Augen waren so angeschwollen und rot, dass ich oft nichts sah. Nach ein paar Jahren war die allergische Bindehautentzündung wieder verschwunden. Plötzlich fiel ich immer wieder in Ohnmacht und man konnte sich auch hier nicht wirklich erklären, was mit mir nicht stimmte. Irgendwann fingen meine Gelenke an anzuschwellen und es bildeten sich komische Beulen.

Direkt im Anschluss eines Neuseelandurlaubs im Jahr 2015 hatte ich plötzlich ein knallrotes Gesicht und Ausschlag an den Füßen und Händen. Ich war bei mehreren Hautärzt*innen sowie Heilpraktiker*innen, habe unendlich viele Cremes probiert. Der Ausschlag war an den Füßen irgendwann so schmerzhaft, dass ich in keine Schuhe mehr gepasst habe und ich starke Schmerzen beim Laufen hatte. Das Komische ist, irgendwann wird das zur Normalität und man sucht zwar immer weiter nach Ursachen, aber arrangiert sich. Im Jahr 2017 habe ich mit extremen Schlafstörungen gekämpft und das hat sich langsam, aber sicher zu einer massiven Erschöpfung entwickelt.

Meine persönliche Geschichte

Da man aber trotzdem funktionieren möchte, macht man einfach weiter. Ich habe das geschafft, indem ich mir gegenüber sehr hart war und mir keine Schwäche erlaubt habe.

2018 war ich dann komplett ausgelaugt. Ich musste alle Verabredungen absagen. Ich ging zur Arbeit und schlief, aber ansonsten war kaum noch irgendetwas möglich. Um mir selbst alles weiterhin schönzureden, machte ich einen Online-Kurs, in dem ich alles positiv sehen sollte. Was meiner Mentalität, die Erschöpfung und die Emotionen unter den Teppich zu kehren und so zu tun, als ob alles in Ordnung wäre, die Krone aufsetzte.

Anfang des Jahres 2019 kam ich ins Krankenhaus, weil irgendwelche Werte im Blut nicht stimmten und ich einen Druck am Herzen spürte. Nach ein paar Tagen wurde ich wieder entlassen, die Entzündung war weg und ich flog in den langersehnten Urlaub. Ab unter die afrikanische Sonne im Februar. Als ich aus dem Urlaub zurückkam, war ich erschöpfter als je zuvor. Natürlich quälte ich mich zur Arbeit. Ich hatte schon mal gefehlt, da kann ich nicht schon wieder zu Hause bleiben.

Nach ein paar Tagen merkte ich, dass ich einfach nicht mehr konnte. Ich ging zu meinem Hausarzt, er vermutete einen Infekt und schrieb mich krank. Nach ein paar Tagen war das Fieber bei 40 Grad, ich konnte nicht aufstehen und schlief einfach nur. Meine Mamouschka konnte die Situation Gott sei Dank richtig einschätzen, schnappte mich in diesem Zustand und fuhr mich erst zum Bereitschaftsdienst und dann direkt ins Krankenhaus. Ab da lief alles wie ein Film ab. Ich bekam jede Menge Schmerzmittel und Fiebersenker. Ich weiß noch, dass ich dachte, jetzt bin ich wieder fit und kann nach Hause. Es war ein großartiges Gefühl, als der Schmerz nachließ. Stattdessen landete ich erst auf der Intensivstation und dann im Hubschrauber und wurde nach Wiesbaden geflogen. Ich habe den Ernst der Lage nicht begriffen. Ich fand es aufregend und spannend, mit dem Hubschrauber zu fliegen, und linste dauernd auf die Welt da draußen.

Meine persönliche Geschichte

In Wiesbaden angekommen, lag ich erst noch ca. zwei Wochen auf einer normalen Station. Die Antibiotika wirkten nicht. Mir ging es von Tag zu Tag schlechter. Es wurde Flüssigkeit aus meiner Lunge gezogen. Danach taten mir mein Rücken und jeder Knochen in meinem Körper weh. Es waren verschiedene Ärzt*innen da, die sagten, mein Herz wäre zu groß. Ich hatte Angst und Fieber und bekam einfach nichts mehr mit. Ich erbrach von den Schmerzmitteln und die Minuten fühlten sich wie Stunden an. Dann kam eine blonde Frau an mein Bett. Es war die Professorin der Rheumatologie, die mit ganz sanfter Stimme auf mich einredete. Sie nahm mir Blut ab und verlegte mich noch am selben Tag auf die Station der Rheumatologie.

Ich hörte was von Wasser im Herzen, einer angegriffenen Niere und immer noch Wasser in der Lunge. Hä, von wem reden die denn? Das kann doch alles gar nicht wahr sein. Systemischer Lupus erythematodes, was zur Hölle? Naja, es gab Unmengen an Kortison. Es wurde sehr bald mit den Immunsuppressiva begonnen. Ich war zu schwach, um zu laufen. Es gab unendlich viele Untersuchungen. Mein Herz wurde dann doch als normal groß eingestuft. Ich bekam wieder Fieber und mir wurde nochmal Wasser aus der Lunge gezogen. Nach vier Wochen wurde ich entlassen. Ein körperliches und seelisches Wrack.

Ich heulte monatelang, weil mein Nervensystem so sehr überreizt war. Ich benötigte Hilfe beim Duschen und zum Versorgen allgemein. Telefonieren war zu anstrengend. Da ich nicht auf die Beine kam, fing ich an, zu recherchieren und mich in verschiedene Themen einzuarbeiten.

Ich hatte gute Tage und unendlich viele schlechte. Ich schämte mich für meinen „Kortisonkopf" und bohrte mich immer tiefer in die Thematik. Nach einigen Monaten ging ich für vier Wochen in eine private ganzheitliche Klinik und das brachte für mich den ersten Aufschwung. Ich bekam ganz viele Tipps und wurde als kompletter Mensch mit all seinen Ängsten und Erfahrungen ernst genommen.

Meine persönliche Geschichte

Mein Nervensystem wurde auf Vordermann gebracht und ich schaffte es sogar manchmal, 15 Minuten am Stück zu spazieren. Das war ein Durchbruch. Danach gab es leider wieder ganz viele Rückschläge. Meine Blut- und Nierenwerte spielten Pingpong und das machte mich verrückt, weil ich immer das Gefühl hatte, ich versage. Das war der Zeitpunkt, an dem ich den Druck aus allem genommen habe. Ich fing an, mir selbst zu vertrauen, und bekam immer mehr das Gefühl, auf dem richtigen Weg zu sein. Schlechte Tage konnte ich besser wegstecken. Ich sah plötzlich, dass es aufwärts ging, auch wenn die Schritte so klein waren, dass man sie kaum wahrgenommen hat.

Meine Erfahrungen und alle Veränderungen in meiner Lebensführung haben mich Stück für Stück gesünder und stabiler werden lassen. Die Coachings haben mich zu einem glücklichen Menschen, mit einem offenen Herzen und einen anderen Blick auf das Leben und auf mich selbst werden lassen.

Vor allem habe ich rückblickend verstanden, dass mein Körper schon seit frühester Pubertät gelitten hat. Nach so vielen Jahren schließt sich für mich der Kreis und ich bin unfassbar dankbar, dass ich noch auf dieser schönen Welt bin,

XOXO Natascha

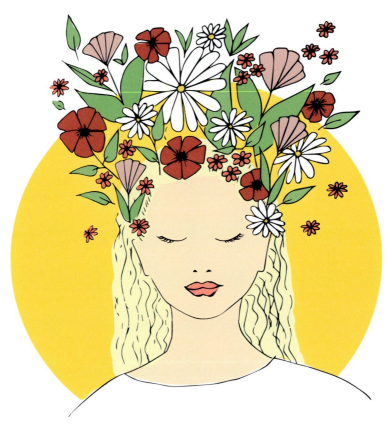

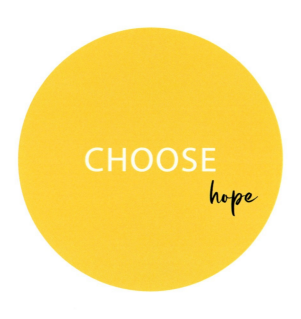

„CAR-T-Zellen erfolgreich eingesetzt"

Pressemitteilung der Universitätsklinik Erlangen:

„20-Jährige mit Systemischem Lupus erythematodes weltweit erstmals mit neuem Therapieansatz behandelt – Beschwerden sind verschwunden."
(Erlangen, August 2021)

„Mit Gelenkschmerzen und einem roten Gesichtsausschlag fing es an: Die damals 16-jährige Thu-Thao V. hatte bereits mehrere ärztliche Untersuchungen in drei Städten hinter sich, als sie im Februar 2017 am Universitätsklinikum Erlangen die Diagnose erhielt: Systemischer Lupus erythematodes (SLE). Bei der lebensbedrohlichen Autoimmunerkrankung, die vor allem junge Frauen betrifft, greift das Immunsystem eigene Körperzellen in verschiedenen Organsystemen an. Nachdem auch unterschiedliche immununterdrückende Therapien die Symptome der jungen Frau nicht nachhaltig verbessern konnten, wurde Thu-Thao V. von Forschenden des Deutschen Zentrums Immuntherapie (DZI) des Uni-Klinikums Erlangen im März 2021 ein Präparat mit CAR-T-Zellen verabreicht.

Knapp ein halbes Jahr nach der Zelltherapie ist nun gewiss: Die Gelenkschmerzen sind verschwunden, der Organismus der 20-Jährigen hat sich komplett erholt. „Ich kann sogar wieder normal Sport machen", freut sich Thu-Thao V. Die Forschungsergebnisse werden am 5. August 2021 im „New England Journal of Medicine" veröffentlicht. Das Immunsystem unterscheidet in der Regel zwischen fremden und körpereigenen Zellen. Dabei wird das Eigene toleriert und das Fremde angegriffen, um den Organismus beispielsweise vor Viren und Bakterien zu schützen. „Beim SLE spielen Teile des Immunsystems verrückt und bilden Antikörper gegen die eigene Erbsubstanz, was unweigerlich zu schweren Entzündungsreaktionen in den Organen führt", erklärt Prof. Dr. med. univ. Georg Schett, Direktor der Medizinischen Klinik 3 – Rheumatologie und Immunologie des Uni-Klinikums Erlangen.

In der schlimmsten Phase der Erkrankung musste die Fachoberschülerin jeden Tag knapp 20 Tabletten einnehmen, damit ihr Körper die Strapazen ihres fehlgeleiteten Immunsystems kompensieren konnte. „Zu den Gelenkschmerzen kamen auch Wassereinlagerungen durch meine Niereninsuffizienz, starkes Herzklopfen und Haarausfall. Nach einem akuten Schub waren die Beschwerden besonders schlimm", schildert Thu-Thao V.

Mit dem Rücken zur Wand

„Wir standen mit dem Rücken zur Wand", sagt Prof. Dr. Gerhard Krönke, Oberarzt der Medizin 3. Alle Therapien, die darauf abzielten, das fehlgesteuerte Immunsystem der jungen Patientin zu unterdrücken, scheiterten. Aufgeben war für das behandelnde Team an dieser Stelle jedoch keine Option und die Forschenden brachten die CAR-T-Zellen ins Spiel. CAR steht für den „chimären Antigenrezeptor" und bezeichnet einen künstlichen Rezeptor", erklärt Prof. Dr. Andreas Mackensen, Direktor der Medizinischen Klinik 5 – Hämatologie und Internistische Onkologie.

„Immunzellen, also T-Zellen der Patientin wurden im Labor mithilfe eines gentechnischen Verfahrens mit dem CAR ausgestattet. Dieser erkennt spezielle Antigene auf der Oberfläche der Zielzellen und zerstört diese. Die Zelltherapie mit CAR-T-Zellen wird bei der Behandlung von Leukämien und Lymphdrüsenkrebs bereits erfolgreich eingesetzt. Im Falle der jungen SLE-Patientin wurde den CAR-T-Zellen die Fähigkeit beigebracht, diejenigen Immunzellen (B-Zellen) unschädlich zu machen, die Antikörper gegen körpereigene Zellen bilden.

Schnelle Besserung dank CAR-T-Zellen

Im März 2021 erhielt Thu-Thao V. als weltweit erste Patientin mit SLE CAR-T-Zellen. „Wir waren sehr überrascht, wie schnell sich ihr Zustand unmittelbar nach der Zellinfusion besserte", berichtet Prof. Dr. Dimitrios Mougiakakos, Oberarzt der Medizin 5.

Aktuelles

„Die CAR-T-Zellen haben ihre Aufgabe ausgezeichnet erledigt und haben die krankheitsvermittelnden B-Zellen rasch zerstört. Zusammen mit den Antikörpern gegen die eigene Erbsubstanz verschwanden auch alle Krankheitssymptome des SLE." Thu-Thao V. konnte alle immununterdrückenden Medikamente inklusive Kortison absetzen. Die Patientin ist nun seit knapp einem halben Jahr vollkommen beschwerdefrei, bisher gibt es keine Anzeichen für ein erneutes Auftreten der Erkrankung. „Ich kann endlich wieder richtig atmen und durchschlafen, außerdem habe ich keine Wassereinlagerungen mehr und die Rötungen im Gesicht sind verschwunden. Auch meine Haare wachsen schon deutlich dichter", sagt Thu-Thao V. Ihre Herzfunktion ist ebenfalls wieder im Normalbereich: Der Puls ist von durchschnittlich 115 bis 130 auf 80 Schläge pro Minute gesunken. „Wir sehen dies als Meilenstein in der Therapie von Autoimmunerkrankungen", so die beteiligten Wissenschafter. Sie planen nun eine klinische Studie mit CAR-T-Zellen bei Patient*innen mit Autoimmunerkrankungen.

Die Arbeit zur Behandlung mit CAR-T-Zellen wird am 5. August 2021 im New England Journal of Medicine veröffentlicht und wurde durch die Sonderforschungsbereiche SFB1181 (Schaltstellen zur Auflösung von Entzündung) und SFB/TRR221 (Steuerung der Transplantat-gegen-Wirt- und Transplantat-gegen-Leukämie-Immunreaktionen nach allogener Stammzelltransplantation) der Deutschen Forschungsgemeinschaft unterstützt.

Systemischer Lupus erythematodes (SLE)

Bei Lupus erythematodes handelt es sich um eine seltene chronisch-entzündliche-Autoimmunerkrankung, die vor allem junge Frauen im gebärfähigen Alter betrifft. Die Krankheit ist weltweit verbreitet, aber selten. Insgesamt tritt die Autoimmunerkrankung bei etwa 50 von 100.000 Menschen auf.
Dabei werden zwei Hauptformen unterschieden: Kutaner Lupus erythematodes (CLE) und Systemischer Lupus erythematodes (SLE). CLE betrifft nur die Haut mit typischen schmetterlingsförmigen Hautveränderungen an der Sonne ausgesetzten Körperstellen, vor allem um die Augen herum.

SLE wirkt sich zusätzlich auch auf innere Organe aus (z. B. Nierenentzündung, Gelenkschmerzen, Entzündungen von Lunge und Herz). In Einzelfällen kann der Lupus tödlich enden. Die Krankheitsursachen sind noch nicht völlig aufgeklärt. Experten gehen von einer genetischen Veranlagung in Kombination mit vor allem UV-Licht und hormonellen Einflüssen aus.

Deutsches Zentrum Immuntherapie bietet Hotline für Betroffene

Das Deutsche Zentrum Immuntherapie wurde im Februar 2018 in Erlangen gegründet. Ziel des DZI ist es, chronisch-entzündliche Erkrankungen und Krebserkrankungen durch gezielte Immuntherapien erfolgreich zu behandeln. Dabei verfolgt das DZI drei zentrale Aufgabenbereiche: die Entwicklung und Anwendung von gezielten Immuntherapien, die Etablierung neuer Diagnoseverfahren zur Krankheitserkennung und Therapieüberwachung sowie den Einsatz modernster, digitaler Gesundheitstechnologien. Das DZI ermöglicht durch die Kombination dieser drei synergistischen Aufgabenbereiche eine individuell gezielte Immuntherapie für Krebspatient*innen sowie Patient*innen mit chronisch-entzündlichen Erkrankungen."

Ich durfte Prof. Dr. med. univ. Schett einige Fragen stellen. Er ist Ordinarius und Klinikdirektor des Deutschen Zentrums der Immuntherapie, Medizin 3 in Erlangen.

Herr Prof. Dr. med. univ. Schett, wie kann man die CAR-T-Zelltherapie in ganz einfachen Worten beschreiben?

Bei einer CAR-T-Zelltherapie werden körpereigene Immunzellen (so genannten T-Zellen) verwendet. Diese werden aus dem Blut von Patient*innen gewonnen und in Kultur mit einem chimären Antigenrezeptor (CAR) versehen. Dieser CAR erlaubt es den T-Zellen, krankmachende Zellen zu erkennen und abzutöten. Dies können Tumorzellen sein aber auch Immunzellen (wie B-Zellen), die den Lupus auslösen. Die CAR-T-Zellen werden dann per einmaliger Infusion verabreicht.

Aktuelles

Ist die Heilung (darf man es Heilung nennen?) des SLE bei Frau Thu-Thao V. weltweit die erste?

Frau Thu-Thao war weltweit die erste Patientin, die aufgrund einer Autoimmunerkrankung CAR-T-Zellen erhielt. Ihr Lupus gilt derzeit als geheilt, sie hat weder Symptome noch Autoantikörper und nimmt auch keine Therapie mehr ein.

Welche Nebenwirkungen sind aufgetreten oder können auftreten?

*Nebenwirkungen können aufgrund des Zerfalls der krankheitsmachenden Zellen entstehen und sind mit Entzündungen und sehr selten mit neurologischen Nebenwirkungen verbunden. Diese sind in der Regel befristet in ihrer Dauer und können gut durch Medikamente beherrscht werden. Bei den bisher behandelten Lupus Patient*innen ist es zu keinen Nebenwirkungen gekommen.*

Wird es in Zukunft die Möglichkeit geben, mehreren Lupus- bzw. Autoimmunpatient*innen mit dieser Therapie zu helfen, und was ist die Voraussetzung?

Ja, wir denken schon. Voraussetzungen sind eine schwere Verlaufsform der Erkrankung und das Versagen konventioneller Therapien.

Wie hoch ist die Wahrscheinlichkeit, dass die Beschwerdefreiheit dauerhaft ist?

Das kann man abschließend noch nicht sagen, aber wir denken, dass die Chance hoch ist. CAR-T-Zellen führen zu einer anhaltenden Hemmung der krankheitsmachenden B-Zellen. Auch sind Autoimmunerkrankungen wie Lupus keine Tumoren, die sich ja theoretisch aus einer einzigen Zelle, die den CAR-T-Zellen entgeht, wieder regenerieren können. Damit ist das Risiko eher gering, dass die Erkrankung wieder auftritt.

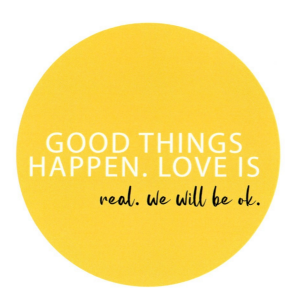

Hey, du!

Bist du bereit, die Theorie in die Praxis umzusetzen? Hast du Lust auf glutenfreie, vegane, zuckerfreie Rezepte? Welche Nährstoffe stecken in welchen Lebensmitteln? Was ist Team „basisch" und was Team „sauer"? Und warum sollst du jetzt auch noch saisonal einkaufen?

Auf den nächsten Seiten findest du alle Übersichten, die dir den Start bei deiner Ernährungsumstellung erleichtern. Da es auch wichtig ist, auf die Qualität der Nahrungsmittel zu achten, bekommst du zusätzlich einen Saisonkalender. Je frischer ein Produkt ist, desto höher ist natürlich auch der Nährstoffgehalt. Vollständig ausgereift und mit genügend Licht versorgt, haben Obst- und Gemüsesorten aus der Umgebung den höchsten Vitamingehalt. Sorten, die einen langen Transportweg hinter sich haben und in Kisten nachreifen, enthalten deutlich weniger Vitamine. Wenn du darauf achtest, dass der Großteil von deinem Gemüse und Obst Bio-Qualität hat und saisonal ist, wird dein Körper nur so mit Vitaminen und Nährstoffen überflutet.

Außerdem findest du hier gleich die vegane Foodchart, darauf kannst du erkennen, welche Lebensmittel deinen Körper mit welchen Nährstoffen versorgen. Und damit überhaupt nichts mehr schiefgehen kann, habe ich dir auch die Tabelle mit den basischen Lebensmitteln eingefügt.

Wenn du dann genug hast von Infos über die richtige Ernährung und was du da alles beachten sollst, blätterst du schnell zu meinen Lieblingsyogaübungen. Viel Spaß beim Entdecken und Ausprobieren.

Die vegane Foodchart

Kohlenhydrate glutenfrei

 Amaranth   Buchweizenprodukte   glutenfreier Hafer   Hirse   Kartoffeln

 Süßkartoffeln   Mais   Quinoa   Reis

Fette

 Avocado   pflanzliche Öle   Nüsse & Samen

Proteine

 Brokkoli   Bohnen   Hafer   Kartoffeln   Kichererbsen   Linsen   Quinoa

Omega 3

 Hanfsamen   Leinsamen   Walnüsse

Mineralstoffe

Calcium   Grünkohl   Haselnüsse   Leinsamen   Mandeln   Sesam

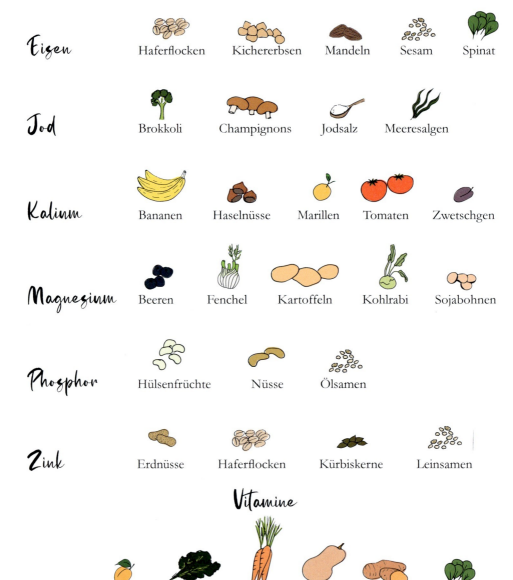

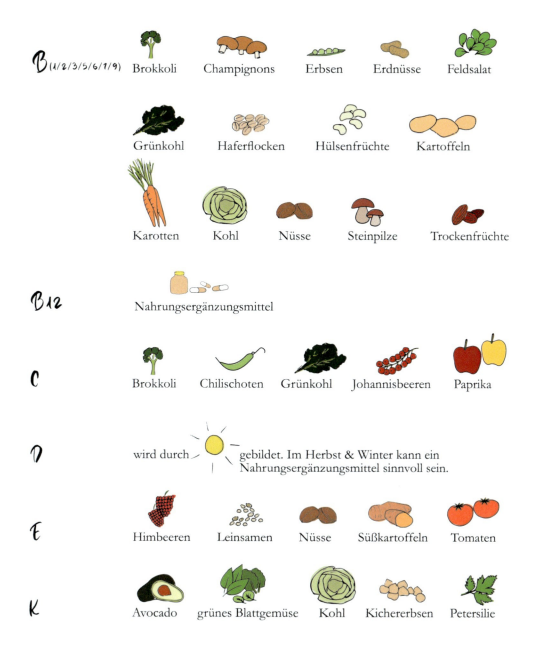

Säure-Basen-Tabelle
basenbildend

OBST
Äpfel
Aprikosen
Avocados
Bananen
Birnen
Datteln
Erdbeeren
Feigen
Grapefruits
Heidelbeeren
Himbeeren
Honigmelonen
Johannisbeeren
Kirschen
Kiwis
Mandarinen
Mangos
Mirabellen
Orangen
Pfirsiche
Pflaumen
Preiselbeeren
Quitten
Stachelbeeren
Trockenfrüchte
Wassermelonen
Weintrauben
Zitronen

GEMÜSE
Artischocken
Auberginen
Blumenkohl
Bohnen, grün
Brokkoli
Chicorée
Chinakohl
Erbsen, frisch
Fenchel
Frühlingszwiebeln
Grünkohl
Gurken
Karotten
Kartoffeln
Knoblauch
Kohlrabi
Kürbis
Lauch
Mangold
Paprika
Pastinaken
Radieschen
Rettich
Romanesco
Rosenkohl
Rote Beete
Rotkohl
Schalotten
Spargel
Spinat
Spitzkohl
Süßkartoffeln
Tomaten
Weißkohl
Wirsing
Zucchini

PILZE
Austernpilze
Champignons
Morcheln
Shiitake
Steinpilze
Trüffelpilze
Pfifferlinge

SPROSSEN
Bockshornklee
Brokkoli
Hirse
Leinsamen
Linsen
Mungobohnen
Radieschen
Rettich
Rucola

Säure-Basen-Tabelle
basenbildend

SALATE
Batavia
Chinakohl
Chicorée
Eichblattsalat
Eisbergsalat
Endivien
Feldsalat
Kopfsalat
Lollo Rosso
Rucola
Zuckerhut

KRÄUTER
Basilikum
Bohnenkraut
Borretsch
Brennnessel
Brunnenkresse
Dill
Gartenkresse
Kerbel
Koriander
Kresse
Löwenzahn
Meerrettich
Melisse
Oregano
Petersilie
Pfefferminze
Rosmarin
Salbei
Schnittlauch
Thymian
Zitronenmelisse

GEWÜRZE
Chili
Ingwer
Kapern
Kardamom
Kreuzkümmel
Kümmel
Kurkuma
Muskatnuss
Nelken
Pfeffer
Piment
Safran
Schwarzkümmel
Vanille
Zimt

NUDELN
Konjac-Nudeln

NÜSSE & SAMEN
Erdmandeln
Mandeln
Maronen

SÜSSUNGSMITTEL
Stevia
Dicksaft (selbstgemacht)
Xylit

GETRÄNKE
Smoothies (selbstgemacht)
Kräutertees
stilles Wasser
Zitronenwasser (selbstgemacht)

Säure-Basen-Tabelle
gute Säurebildner

(PSEUDO-)GETREIDE
Amaranth
Buchweizen
Hafer (glutenfrei)
Hirse
Vollkornreis
Mais

NÜSSE & SAMEN
Cashewkerne
Chiasamen
Hanfsamen
Haselnüsse
Kürbiskerne
Leinsamen
Macadamianüsse
Mohn
Paranüsse
Sesam
Sonnenblumenkerne
Walnüsse

HÜLSENFRÜCHTE
Bohnen
Erbsen
Kichererbsen
Linsen
Mungobohnen
Sojabohnen

SOJAPRODUKTE
fermentierte Bio-Sojaprodukte
Bio-Tofu

GETRÄNKE
Grüntee
Lupinenkaffee
Matcha
Rohkakao

PFLANZENDRINKS
(ungesüßt)
Haferdrink
Mandeldrink
Reisdrink
Sojadrink

Säure-Basen-Tabelle
schlechte Säurebildner

GETREIDE-PRODUKTE
Backwaren
Fertigmüsli
Frühstückscerealien
Gebäck
Kuchen
Nudeln
süße Teilchen

TIERISCHE PRODUKTE
Eier
Fisch
Fleisch
Fleischbrühe
Meeresfrüchte
Wurstwaren

MILCHPRODUKTE
Joghurt
Käse
Kefir
Molke
Quark

PFLANZLICHE PRODUKTE
Ketchup
Senf
Seitanprodukte (vegane Würste oder Aufschnitt)
Sojaprodukte (stark verarbeitet)

EIS
Joghurteis
Sojaeis
Speiseeis
Wassereis

ESSIG
Balsamicoessig
Weinessig

SÜSSUNGSMITTEL
Dicksäfte
Honig
Zucker

GETRÄNKE
Alkohol
Cola
Fruchtsaftkonzentrat
Isodrinks
Limonade
Milch
Milchshakes
Mineralwasser

KAFFEE
Getreidekaffee
Instantkaffee
Koffeinfreier Kaffee

TEE
Eistee
Früchtetee
Schwarztee

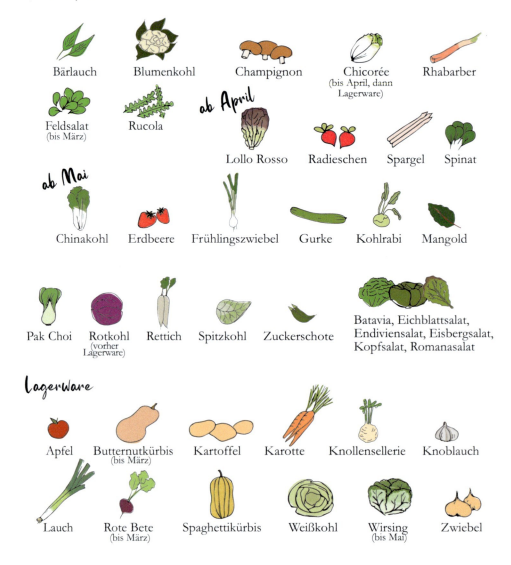

Saisonkalender Sommer

Freilandware

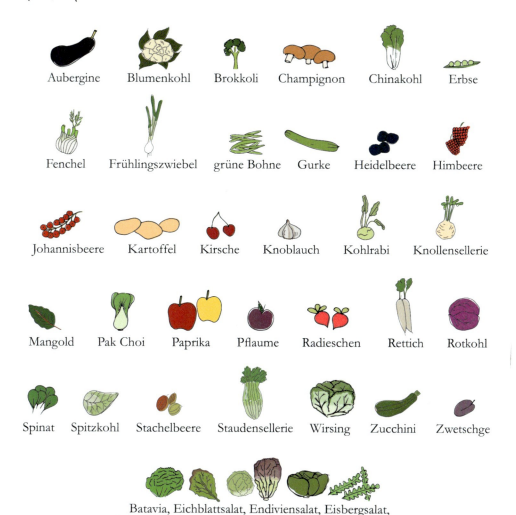

Aubergine, Blumenkohl, Brokkoli, Champignon, Chinakohl, Erbse

Fenchel, Frühlingszwiebel, grüne Bohne, Gurke, Heidelbeere, Himbeere

Johannisbeere, Kartoffel, Kirsche, Knoblauch, Kohlrabi, Knollensellerie

Mangold, Pak Choi, Paprika, Pflaume, Radieschen, Rettich, Rotkohl

Spinat, Spitzkohl, Stachelbeere, Staudensellerie, Wirsing, Zucchini, Zwetschge

Batavia, Eichblattsalat, Endiviensalat, Eisbergsalat, Kopfsalat, Lollo Rosso, Radicchio, Romanasalat, Rucola

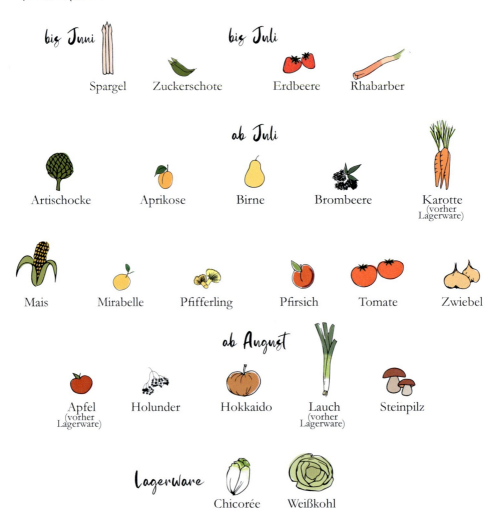

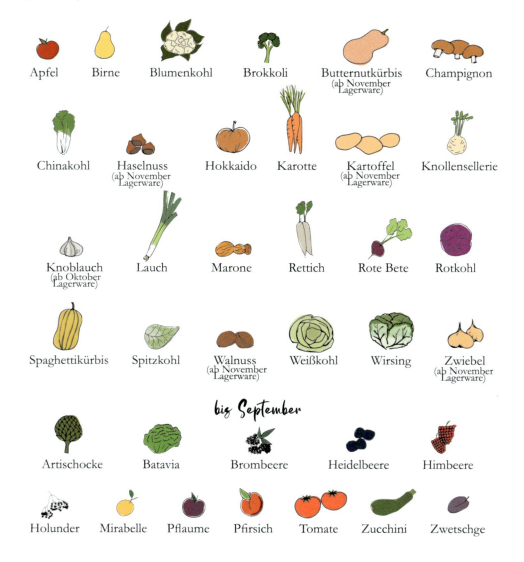

Saisonkalender Herbst

Freilandware

bis Oktober

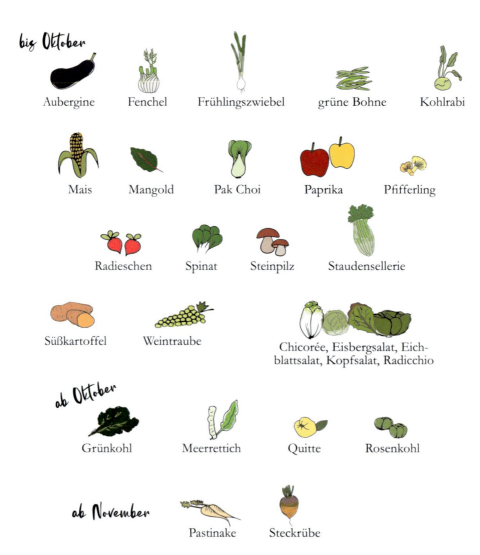

Aubergine · Fenchel · Frühlingszwiebel · grüne Bohne · Kohlrabi

Mais · Mangold · Pak Choi · Paprika · Pfifferling

Radieschen · Spinat · Steinpilz · Staudensellerie

Süßkartoffel · Weintraube · Chicorée, Eisbergsalat, Eichblattsalat, Kopfsalat, Radicchio

ab Oktober

Grünkohl · Meerrettich · Quitte · Rosenkohl

ab November

Pastinake · Steckrübe

Saisonkalender Winter

Freilandware

Champignon Chinakohl Chicorée Feldsalat Grünkohl (bis Januar)

Knollensellerie (ab Januar Lagerware) Marone (bis Dezember) Meerrettich (bis Januar) Pastinake (bis Januar)

Rosenkohl (bis Januar) Rote Bete (ab Januar Lagerware) Steckrübe Wirsing

Lagerware

Apfel Birne (bis Januar) Butternutkürbis Haselnuss (bis Januar) Hokkaido Kartoffel

Karotte Knoblauch Lauch (ab Januar) Rettich Rotkohl

Spaghettikürbis Spitzkohl Weißkohl Walnuss (bis Januar) Zwiebel

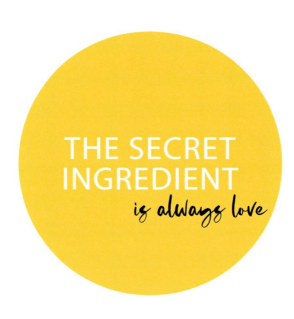

Meine Lieblingsrezepte

Getränke

Zitronenwasser: Direkt nach dem Aufstehen trinken
Der grüne Saft: Eine halbe Stunde nach dem Zitronenwasser trinken
Goldene Milch: Gegen Abend zubereiten und trinken

Frühstück

Smoothie Bowl: Versorgt dich gleich morgens mit vielen Vitaminen
Sunshine Porridge: Hält dich sehr lange satt

Mittag-/Abendessen

Rote-Bete-Taler & Guacamole: Ein besonders farbenfrohes Essen
Salat & Dressing: Passt einfach zu allem und ist auch solo toll
Zucchini-Buchweizenspaghetti: Die gesunde Alternative zur klassischen Pasta
Gefüllte Süßkartoffel: Geht schnell und schmeckt himmlisch
Hirse Bowl: Der Allrounder unter den Rezepten

Snacks

Energiekugeln: Funktionieren in allerlei Variationen
Apfelschnitze mit Erdnussmus: Mein absoluter Lieblingssnack
Geröstete Kichererbsen: Wenn du etwas Herzhaftes snacken möchtest
Gemüsesticks mit Hummus: Eignet sich auch perfekt für deine Mittagspause

ZITRONEN *Wasser*

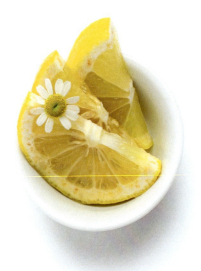

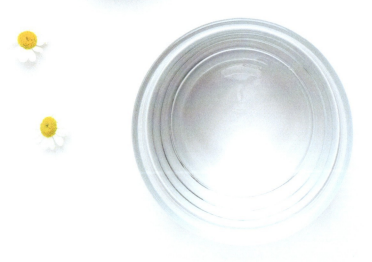

ZUTATEN:
2 Zitronen, Wasser

„Easy peasy lemon squeezy"

Bio-Zitronen auspressen, den Saft der Zitrone in eine Karaffe mit Wasser füllen und genießen. Das Erste, was du morgens zu dir nehmen solltest, ist ein Glas von diesem Zitronenwasser. Warum solltest du das tun?

Das Zitronenwasser stärkt dein Immunsystem. Zitronen haben eine antibakterielle und entzündungshemmende Wirkung. Außerdem wirkt es leicht entwässernd und beschleunigt daher die Ausscheidung von überflüssigem Wasser sowie von Schad- und Giftstoffen mit dem Urin. Von diesen entgiftenden Fähigkeiten kann man schon mit einem Glas täglich profitieren. Zitronensaft ist zwar sauer, wirkt im Körper aber basisch.

Ich bin gespannt, wie du deine neue morgendliche Routine findest! Cheers!

Wenn du Eisen substituieren musst, dann hebe dir ein Glas Zitronenwasser auf und nimm damit deine Eisenkapsel. Das Vitamin C hilft deinem Körper, das Eisen viel besser aufzunehmen! Sind deine Nieren betroffen? Dann achte bitte darauf, dass dein Mineralwasser natriumarm ist.

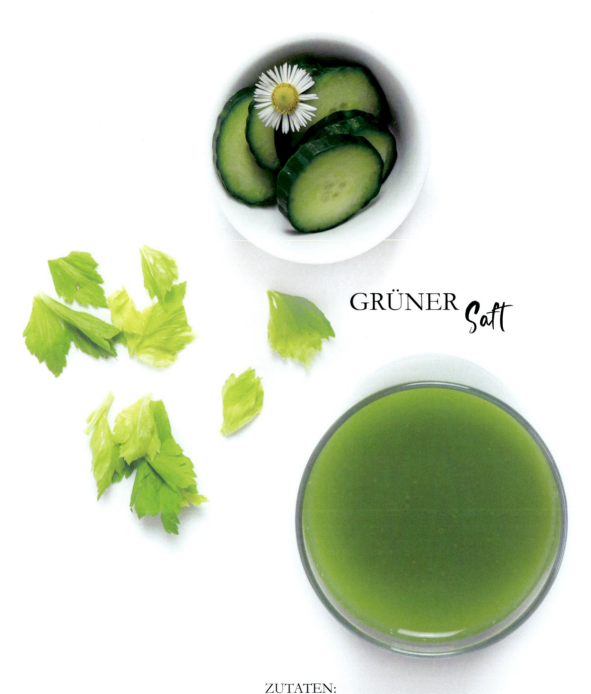

GRÜNER *Saft*

ZUTATEN:
2 Stangen Staudensellerie, frischer Blattspinat/Romanasalat/
Mangold, frische Kräuter, 1 Salatgurke, 1 Apfel, 1 EL Superfood

„Oh you greeeennnn nine"

Das war vielleicht eine Überwindung! Sellerie und ich sind nicht unbedingt die besten Freunde. Deshalb: Bitte sei liebevoll mit dir und gib nicht auf, auch wenn dir der Saft nicht gleich schmeckt. Ich habe mein Rezept mittlerweile so angepasst, dass ich mich jeden Tag auf meinen grünen Saft freue, und du schaffst das auch! Warum sollst du den grünen Saft zu dir nehmen? In diesem werden alle wichtigen Vitamine, Spurenelemente und Mineralstoffe komprimiert, so dass dein Körper nach so einem Saft einen wahren „Gesundheitsboost" erlebt.

Das Grundrezept kannst du jederzeit anpassen, so wie es dir am besten schmeckt. Die Faustregel sollte sein: 2 Teile Gemüse, 1 Teil Obst und optional ein Löffel „Superfood". Bitte reinige das Obst und Gemüse gut, schneide es und gib es dann in den Entsafter. Gib nun einen gehäuften Teelöffel von deinem Superfood hinzu und verrühre es gründlich, sonst bilden sich Klümpchen. Warum der grüne Saft und nicht der grüne Smoothie? Als ich mich auf die Heilungsreise begeben habe, waren mein Magen und Darm noch sehr empfindlich und den grünen Saft habe ich viel besser vertragen. Bitte höre auf dich und was dein Körper gut findet und benötigt. Wenn dein Darm noch nicht in Ordnung ist, kann es gut sein, dass du von zu vielen Ballaststoffen (im Smoothie sind deutlich mehr Ballaststoffe) Durchfall bekommst, und das ist nicht gut. Geh kleine Schritte und nach und nach merkst du, was für dich funktioniert und was nicht.

Du weißt mittlerweile von deinem Mikronährstoff-Test, welche Stoffe deinem Körper fehlen. Stimme bitte dein „Superfood" in Bio-Qualität darauf ab. Moringa-Pulver enthält z.B. sehr viel Eisen.

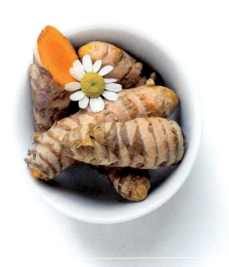

GOLDENE *Milch*

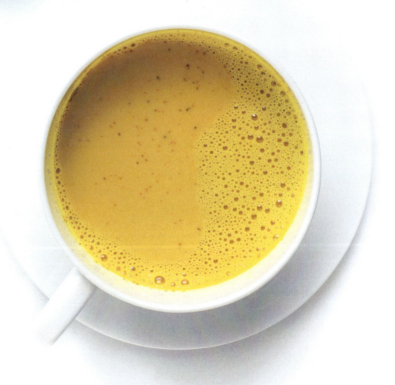

ZUTATEN:
4 TL Kurkumapulver, ca. 70 ml Wasser, 1 EL Kokosöl, 1 Prise Pfeffer,
1 Prise Muskatnusspulver, 1 EL Ahornsirup/Agavendicksaft, Pflanzenmilch

„Stay golden, beautiful"

Wahrscheinlich hast du schonmal was davon gehört. Die goldene Milch ist nicht nur superlecker, sondern auch entzündungshemmend und richtig gut für dein Immunsystem. Sie gilt in der ayurvedischen Lehre seit Jahrhunderten als heilend, anregend und reinigend.

Wir stellen die Kurkumapaste selbst her und daraus kannst du dir jeden Abend eine goldene Milch zubereiten. Gib das Wasser in einen Topf und lasse es kurz aufkochen. Die trockenen Zutaten hinzufügen und bei geringer Hitze langsam einkochen, bis eine zähflüssige Paste entsteht und das Wasser verkocht ist. Das Kokosöl dazugeben, einmal kräftig durchrühren und vom Herd nehmen. Die noch heiße Paste in ein vorher sterilisiertes Einmachglas geben und im Kühlschrank lagern.

Für eine Tasse ca. 250 ml Pflanzenmilch in einen Topf geben, 1 TL Kurkumapaste hinzugeben und aufkochen lassen. Mit einem Schneebesen verteilt sich die Paste optimal. In eine Tasse 1 EL Ahornsirup oder Agavendicksaft geben, die goldene Milch aufgießen und umrühren. Du kannst noch ein bisschen Zimt draufstreuen. Du wirst bei regelmäßigem Verzehr merken, wie entspannend die goldene Milch am Abend ist und wie sie dir beim Einschlafen hilft.

Um die heilkräftige Wirkung von Kurkuma zu erhöhen, sollte es zudem gemeinsam mit Kokosöl und schwarzem Pfeffer eingenommen werden. Der im Pfeffer enthaltene Wirkstoff Piperin erhöht die Bioverfügbarkeit von Kurkumin und damit die Aufnahme von Kurkumin im Körper um ein Vielfaches.

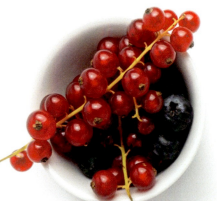

SMOOTHIE *Bowl*

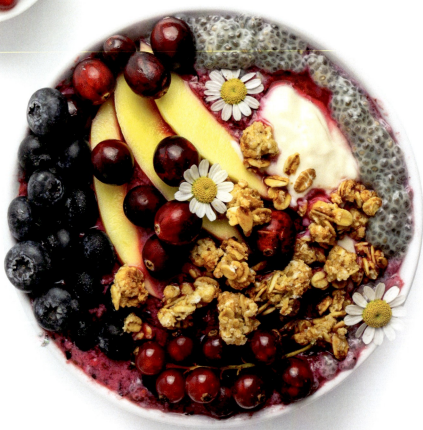

ZUTATEN:
100 g TK Beerenmischung, 1/2 Banane, 100 g pflanzlicher Joghurt,
1 EL glutenfreie Haferflocken, 1/2 TL Agavendicksaft,
Topping: z.B. 1 EL Kokosflocken und Früchte deiner Wahl

„Smooth, baby, smooth"

Beerenmischung in einer Schüssel etwas antauen lassen. Pflanzlichen Joghurt, Haferflocken, Banane und Beeren mit einem Mixer fein pürieren. Masse in eine Schüssel geben und so wild und frei verzieren, wie du möchtest.

Beeren enthalten sehr viele Antioxidantien – ganz vorne mit dabei sind Heidelbeeren. Warum sind Antioxidantien so gesund? Sie bekämpfen freie Radikale im Körper und verhindern dadurch, dass das Immunsystem und die Abwehrkräfte geschwächt werden. Die in Heidelbeeren und Brombeeren enthaltenen Flavonoide hemmen die Ausbreitung von Bakterien und Viren. Hinzu kommt, dass Beeren reich an Vitamin C und Vitamin E sowie Eisen und Magnesium sind. Beeren besitzen einen niedrigen glykämischen Index. Das bedeutet, dass sie den Blutzuckerspiegel nur minimal beeinflussen. Daher sind Beeren ein geeignetes Obst für Diabetiker. Mit ihnen werden Arterienverkalkungen und Diabetes vorgebeugt und auch Herzerkrankungen treten seltener auf. Beeren machen nicht nur satt, sondern sind auch kalorienarm.

Du kannst das Rezept ganz nach Geschmack variieren, vielleicht hast du mal Lust auf eine grüne Smoothie-Bowl, dann verwendest du einfach grünes Blattgemüse und gibst ein bisschen Obst dazu. Tob dich so richtig aus. Ich bin gespannt auf deine Kreationen.

SUNSHINE *Porridge*

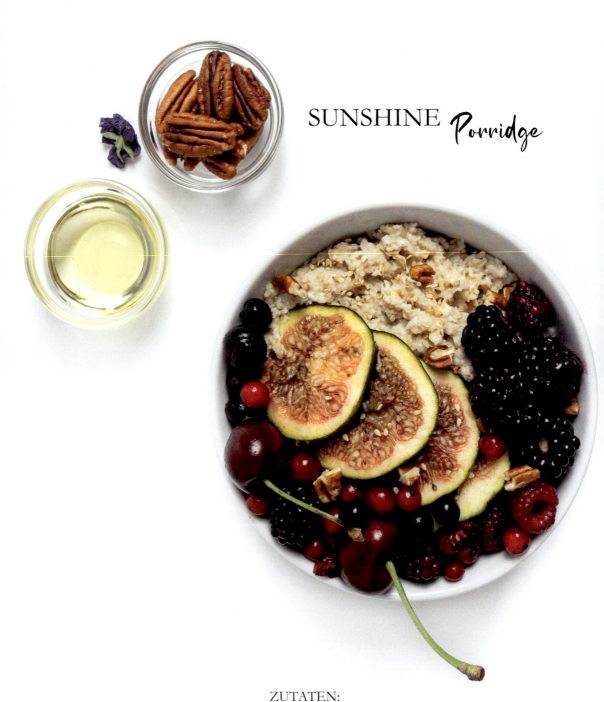

ZUTATEN:
40 g glutenfreie Haferflocken, ca. 200 ml Pflanzenmilch,
1 EL Agavendicksaft, Obst der Saison & Nüsse deiner Wahl

„You are my sunshine"

Für alle Frühstückliebhaber. Mein absolutes Lieblingsrezept. Es sättigt dich lange und gibt deinem Körper Energie für den Tag.

Haferflocken sind gesund. Warum? Sie enthalten viele Ballaststoffe, Mineralstoffe (besonders Magnesium, Phosphor, Eisen und Zink) und wertvolle Vitamine – von allen Getreiden hat Hafer sogar den höchsten Vitamin B1 - und B6 - Gehalt. Für Getreide enthalten die Flöckchen zudem recht viel Protein und wenig Fett.

Gib ca. 40 g glutenfreie Haferflocken in einen Topf und lasse sie zusammen mit der Pflanzenmilch zu einem schönen Porridge köcheln. In der Zwischenzeit Obst waschen und schneiden. Fülle dein warmes dampfendes Porridge in eine Schüssel. Jetzt richte dein Obst darauf an. Mit Zimt und Kernen bzw. Nüssen deiner Wahl bestreuen. Im Anschluss mit etwas Agavendicksaft süßen und genießen.

Du kannst dieses Rezept auch einfach als „Overnight-Oats" zubereiten. Pflanzenmilch und Haferflocken in ein Glas geben und über Nacht im Kühlschrank quellen lassen. Morgens dann noch die restlichen Zutaten dazugeben.

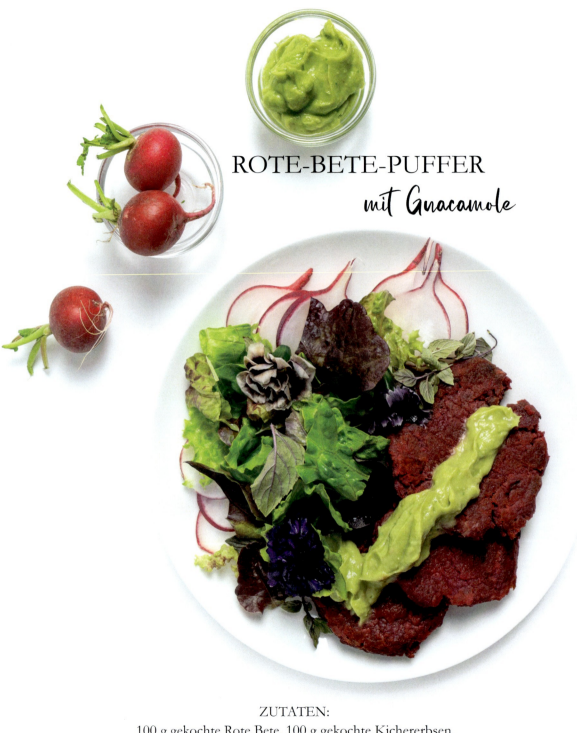

ROTE-BETE-PUFFER
mit Guacamole

ZUTATEN:
100 g gekochte Rote Bete, 100 g gekochte Kichererbsen,
70 g Buchweizenmehl, 1 kleine Zwiebel, frische Kräuter,
1 Schuss Zitronensaft, Pfeffer, 1 reife Avocado

„You make my heart bet"

Heute wird es bunt auf deinem Teller. Binde dir deine Schürze um und stürze dich in dein nächstes veganes, glutenfreies Abenteuer.

Rote Bete, Kichererbsen und eine halbe Zwiebel zu einer sämigen Masse pürieren. Pfeffer untermischen und einen Schuss Zitronensaft dazugeben. Anschließend das Buchweizenmehl und die Hälfte der klein gehackten Kräuter unterheben. Eine Pfanne mit Öl erhitzen, die Masse mit leicht nassen Händen zu Bällchen formen, in der Pfanne flachdrücken und von beiden Seiten anbraten.

Perfekt zu diesen pinken Talern passt eine selbstgemachte Guacamole und ein bunter Beilagensalat.

Die Zutaten für die Guacamole:

- 1 reife Avocado
- 1 halbe kleine Zwiebel
- den Rest der kleingehackten Kräuter
- Pfeffer

Alle Zutaten in eine Schale geben und solange pürieren, bis ein cremiger Dip entsteht. Für den Beilagensalat kannst du einfach einen Salat deiner Wahl auf deinem bunten Teller anrichten. Das Rezept für ein Salatdressing findest du auf der nächsten Seite.

SALAT *mit Dressing*

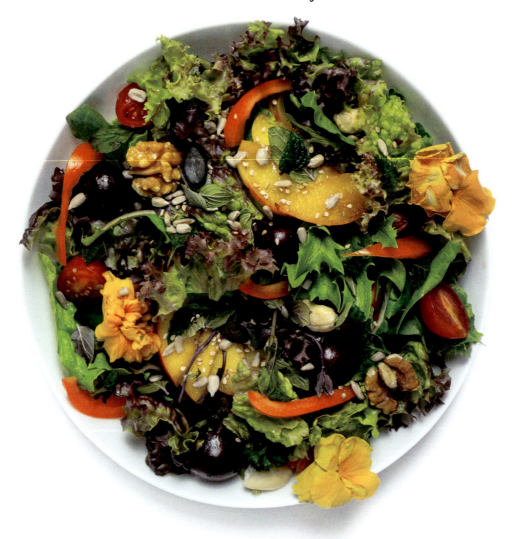

ZUTATEN:
Salat der Saison, Zitronensaft, frische Kräuter,
Agavendicksaft, Kernmischung, Öl

„Now we have the salad"

Salat waschen und abtropfen lassen. Für das Dressing stelle ich dir jetzt erstmal meine Lieblingsölsorten und deren Wirkung vor:

Leinöl enthält einen hohen Anteil an der wichtigen Omega-Fettsäure, Alpha-Linolensäure, diese hilft, Entzündungen zu hemmen. Nicht erhitzen, sondern für deinen Salat verwenden.

Hanföl bietet auch eine ausgewogene Mischung an Alpha-Linolensäure. Außerdem enthält es verschiedene Formen von Vitamin E. Bitte ebenfalls nicht erhitzen, sondern nur für deine Rohkost verwenden oder z. B. nach dem Dünsten deines Gemüses ein paar Tropfen darüber träufeln.

Olivenöl (kaltgepresst, „extra vergine") hat eine gute antioxidative Wirkung. Die enthaltenen Ölsäuren regulieren den Blutdruck und den Cholesterinspiegel. Dieses Öl kannst du auch erhitzen und zum Anbraten verwenden.

Dressing in einer extra Schüssel vorbereiten. Öl und Zitronensaft mit allen anderen Zutaten vermischen. Salat auf einem Teller anrichten, mit dem Dressing übergießen und die Kernmischung darüberstreuen.

ZUCCHINI-, BUCHWEIZENSPAGHETTI
mit Pesto

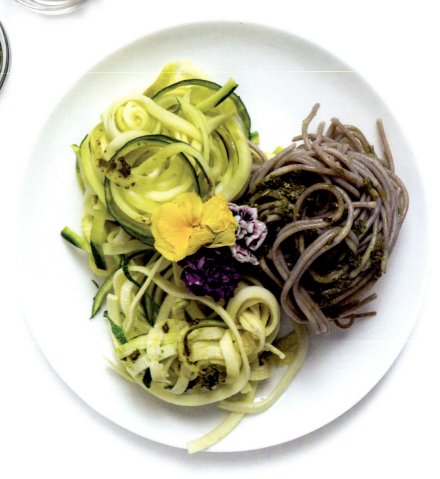

ZUTATEN:
1 kleine Zucchini, 1 Handvoll Buchweizensphagetti,
200 g ungesalzene Cashewkerne, 1 Bund frisches Basilikum,
1 Prise Knoblauchpulver, 140 g Olivenöl, Salz & Pfeffer

„Zoodles and noodles"

Erhitze einen Topf mit Wasser für die Buchweizenspaghetti und koche sie nach Packungsanleitung. Um die Zucchini zu Zoodles zu verarbeiten, benötigst du einen Spiralschneider. Lege deine Zoodles auf einen Teller und widme dich erstmal dem Pesto. Die Cashewkerne zusammen mit Basilikumblättern und dem Olivenöl in einen Mixer geben und zu einer homogenen Masse mixen. Anschließend würzen und in ein Glas füllen. Bitte das Glas vorher mit heißem Wasser sterilisieren. Dazu kannst du einfach einen Topf mit Wasser auf dem Herd erhitzen und darin das Glas und den Deckel für zehn Minuten einweichen. Anschließend kurz abtropfen lassen, das Pesto einfüllen und gut verschließen. Es hält sich im Kühlschrank einige Tage frisch.

Brate die abgetropften Buchweizenspaghetti zusammen mit den Zoodles in ein bisschen Olivenöl kurz an. Gerne kannst du auch kleingehackte Zwiebeln hinzufügen. Die Nudelmischung auf einen Teller geben und das Pesto unterheben und schon bist du fertig. Wenn du nicht alles auf einmal zubereiten möchtest, kannst du auch mal in einer ruhigen Minute Pesto zubereiten und aufbewahren.

Es muss mal schneller gehen? Dann achte beim Kauf des Pestos bitte auf die Kennzeichnung „vegan" und „glutenfrei" und prüfe ob es größere Mengen an versteckten Salzen oder Zucker enthält.

gefüllte SÜßKARTOFFEL

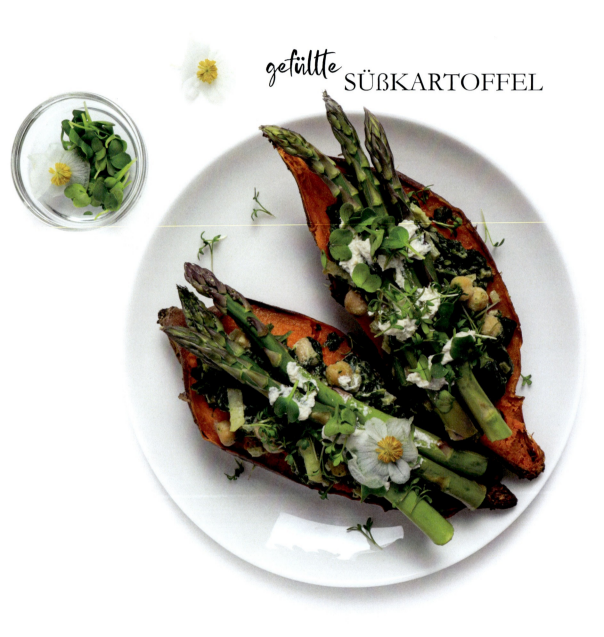

ZUTATEN:
1 Süßkartoffel, 2 EL Kichererbsen, 1 Handvoll Blattspinat & Gemüse deiner Wahl, (z.B. Spargel), 1/2 Zwiebel, Salz & Pfeffer, 1 TL Tahini, 1 TL Olivenöl, Kräuter, 1 Klecks veganer Frischkäse

„Sweets for my sweets"

Den Ofen auf 200 Grad Ober- und Unterhitze vorheizen. Die Süßkartoffel entweder mit einer Gemüsebürste reinigen oder schälen. Mit einer Gabel von allen Seiten einstechen und ab in den Ofen. Je nach Größe benötigt deine Knolle ca. 30 bis 45 Minuten. Schau auf jeden Fall nach 30 Minuten mal, wie es ihr so geht. In dieser Zeit Zwiebeln klein schneiden und in der Pfanne in Olivenöl anbraten, die Kichererbsen, den Blattspinat, Tahini und Gewürze hinzugeben und alles gut durchmischen und beiseitestellen.

Wenn die Kartoffel gar ist, einmal in der Mitte durchschneiden und leicht aushöhlen. Im Anschluss die Kichererbsenmasse darüber geben. Wer es besonders knusprig mag, kann das Ganze nochmal für ein paar Minuten in den Ofen geben. Die Restwärme reicht auf jeden Fall aus. Ansonsten richte die Süßkartoffelhälften auf dem Teller an. Gib einen Klecks veganen Frischkäse dazu und streue deine frischen Kräuter darüber. Fertig ist dein Festmahl. Guten Appetit!

Natürlich kannst du auch die Hülsenfrüchte und das Gemüse variieren. Ich empfehle dir die Süßkartoffel, sie hat zwar im Vergleich zur klassischen Kartoffel mehr Kalorien, dafür aber auch eine deutlich höhere Nährstoffdichte. Sie enthält z. B. mehr Vitamin C als die Kartoffel. Aber du kannst beide Knollen in deinen Speiseplan integrieren.

HIRSE *Bowl*

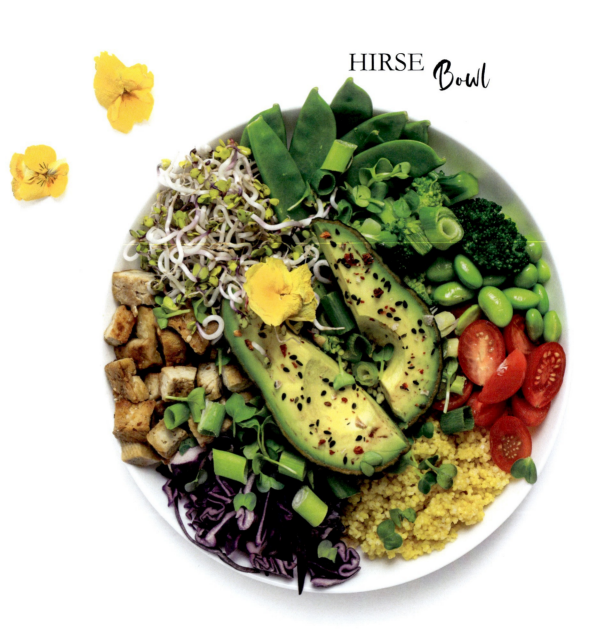

ZUTATEN:
Salat der Saison, Zitronensaft, frische Kräuter, Agavendicksaft, Kernmischung, Öl, 40 g Hirse, 1 TL Olivenöl, 1 Zwiebel, Gemüse der Saison, 100 g Naturtofu, Kräuter, Salz & Pfeffer, Sesam

„You are adora-bowl"

Die Hirse nach Packungsbeilage waschen und kochen. Den Tofu in Würfel schneiden und in einer Pfanne mit etwas Olivenöl von allen Seiten goldbraun anbraten. Du kannst den Tofu auch vorher würzen, dann wird der Geschmack noch etwas intensiver. Die Zwiebel und das Gemüse kleinschneiden.

Zunächst die kleingehackte Zwiebel in der Pfanne mit Olivenöl anbraten, bis sie glasig wird, und dann nach und nach das Gemüse hinzugeben. Dieses so lange anbraten, bis es gar, aber noch bissfest ist. Anschließend mit Gewürzen verfeinern. Hirse und Tofuwürfel auf dem Teller anrichten. Das Gemüse dazugeben. Frische Kräuter, Sesam und optional Sprossen darüberstreuen und schon bist du fertig.

Hirse ist ein glutenfreies Getreide und enthält viele wichtige Mineralstoffe und Spurenelemente. Dazu zählen Eisen, Silizium und Magnesium. Dieses Gericht kannst du in ganz vielen Varianten zubereiten. Ersetze z. B. das Olivenöl durch Kokosöl und würze die Bowl mit Kurkuma, etwas Ahornsirup, Zitronensaft, einem Klecks Erdnussbutter und einem Schuss Kokosmilch. Schon hast du einen komplett anderen Geschmack. Probiere ein bisschen herum und du wirst bald dein ganz persönliches Lieblings-Bowl-Rezept entdecken.

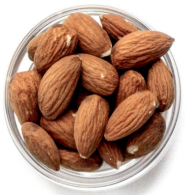

ENERGIE *Kugeln*

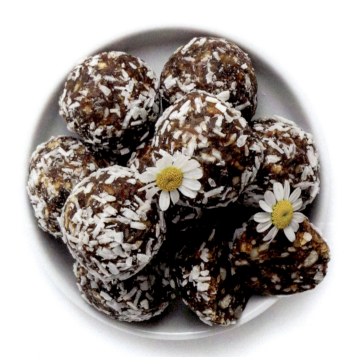

ZUTATEN:
90 g Mandeln, 50 g Kürbiskerne, 15 g Kokosraspeln,
110 g entsteinte Datteln, 30 g getrocknete Apfelringe,
1 gehäufter TL Erdnussmus natur,

„Energykick"

Die Zutaten ergeben ca. 20 Bällchen. Die Mandeln und Kürbiskerne ohne Fett in der Pfanne anrösten und abkühlen lassen. Apfelringe, Datteln, Kokosraspeln, Mandeln, Kürbiskerne und Erdnussmus in einen Mixer geben und darin zu einer leicht klebrigen Masse zerkleinern. Diese in eine Schüssel geben und für ca. 20 bis 30 Minuten kaltstellen. Ist die Masse gut formbar, kannst du sie mit einem Teelöffel portionsweise in deine Handflächen legen und zu kleinen Kugeln formen.

Für das „Topping" Kokosraspeln auf einen kleinen Teller geben und die Bällchen einzeln darin rollen, bis sie von allen Seiten bedeckt sind. Im Kühlschrank sind sie ca. eine Woche haltbar.

Die kleinen Energiekugeln sind perfekt, wenn du einen Arztmarathon vor dir hast oder allgemein einen stressigen Tag außer Haus. Man kann sie gut einpacken und sie versorgen dich mit Energie.

APFELSCHNITZE *mit Erdnussmus*

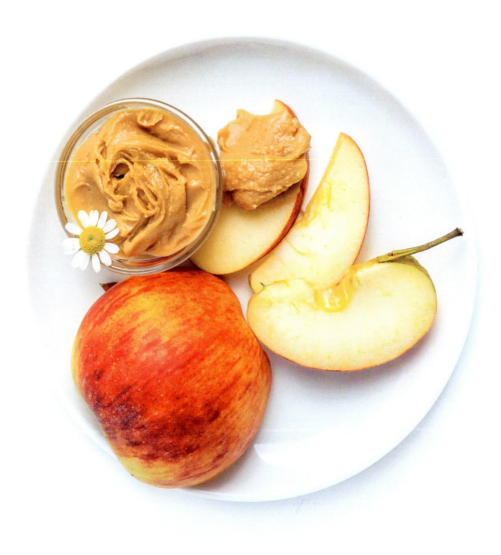

ZUTATEN:
1 Apfel, 400 g Erdnüsse, Erdnussöl,
Agavendicksaft, Salz

„Appel-solutely lovely"

Die Erdnüsse schälen, in einer Pfanne ohne Öl goldbraun rösten und abkühlen lassen. Wenn du Zeit sparen möchtest, kannst du auch bereits geschälte Erdnüsse kaufen. 400 g Erdnüsse entsprechen dabei ca. 270 g geschälten Erdnüssen. Die Erdnüsse in einen Mixer geben. Erdnussöl und Agavendicksaft hinzufügen. Alles so lange pürieren, bis eine cremige Masse entstanden ist. Anschließend mit einer Prise Salz abschmecken. Fülle die Masse in ein vorher sterilisiertes Glas und stelle es erstmal beiseite. Du kannst das selbstgemachte Erdnussmus ein paar Wochen im Kühlschrank aufbewahren. Nun schneidest du den Apfel in Schnitze und bestreichst diese mit deinem selbstgemachten Erdnussmus.

Erdnussmus besteht ca. zur Hälfte aus Fett. Dies wirkt auf den ersten Blick wenig gesund. Es handelt sich dabei jedoch zum Großteil um ungesättigte Fettsäuren. Diese benötigt dein Körper zum Beispiel, um Hormone zu produzieren, ein gesundes Immunsystem aufrechtzuerhalten oder bestimmte Vitamine zu verwerten. Deshalb darf man diesen Snack ab und zu mit gutem Gewissen genießen.

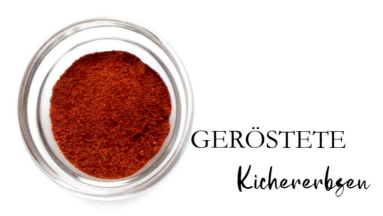

GERÖSTETE
Kichererbsen

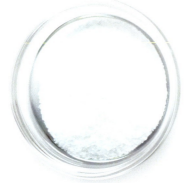

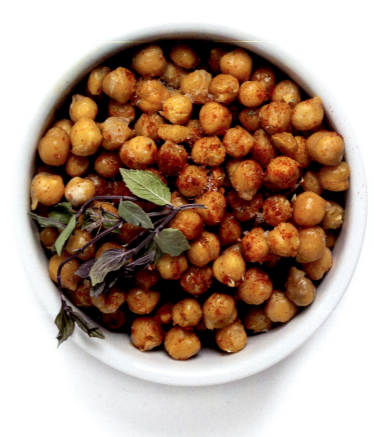

ZUTATEN:
1 Glas gekochte Kichererbsen,
Gewürze deiner Wahl, 1,5 EL Olivenöl

„Chick peace for all"

Kichererbsen waschen, gut abtropfen und trocknen lassen. Die Kichererbsen in eine Schüssel geben und mit dem Olivenöl mischen. Ein Blech mit Backpapier auslegen und die Kichererbsen gut darauf verteilen. Ca. 25 Minuten bei 180 Grad backen. Je nachdem, wie knusprig du sie haben möchtest. Während der Backzeit zweimal den Ofen öffnen und mit einem Kochlöffel die Kichererbsen durcheinanderrütteln, so dass sie gleichmäßig gebräunt werden. Nach der Backzeit aus dem Ofen nehmen, noch heiß mit den Gewürzen verfeinern und fertig ist dein Snack.

Bei der Wahl der Kichererbsen bitte auf Bio-Qualität achten und wenn möglich zu regionalen Produkten greifen. Kichererbsen gehören zu den Hülsenfrüchten und sind dank ihrer Ballaststoffe gut für die Verdauung. Sie halten zudem den Blutzuckerspiegel niedrig und vermindern bei regelmäßigem Verzehr (nicht nur als Snack bitte) das Risiko von Übergewicht und Diabetes. Außerdem sind sie in der veganen Ernährung als gute Proteinquelle bekannt.

GEMÜSESTICKS *mit Hummus*

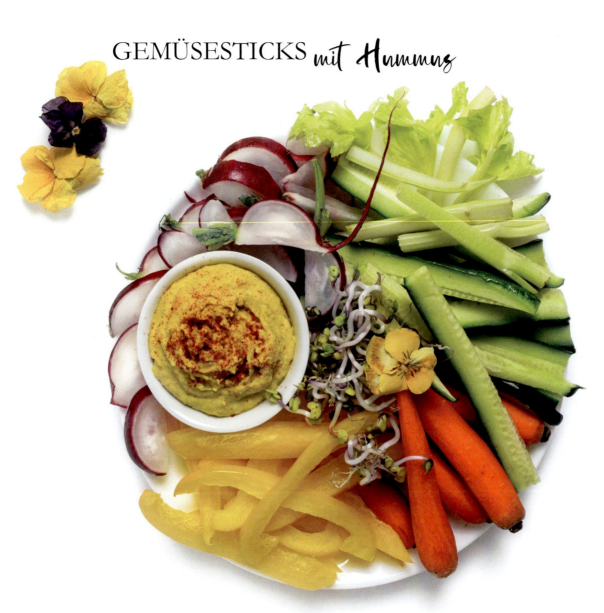

ZUTATEN:
1/2 Salatgurke, 2 Karotten, 1 Stange Staudensellerie,
1 Glas gekochte Kichererbsen, Saft einer Zitrone,
2 EL Olivenöl, 1 Schuss Kichererbsenwasser,
1 EL Tahini, Gewürze deiner Wahl

„Hummus is where the heart is"

Rohkost waschen und in Streifen schneiden. Auf einem Teller anrichten. Die Kichererbsen waschen und abtropfen lassen, so löst sich die Haut gut ab. Nimm ruhig das ganze Glas, dann hast du ein bisschen Vorrat im Kühlschrank.

Gib nach und nach alle Zutaten in eine Schüssel und püriere alles so lange, bis eine cremige Masse entsteht. Bei den Gewürzen kannst du ein bisschen experimentieren: Salz, Pfeffer, Knoblauch, Kurkuma, Paprika und Kreuzkümmel. Je nachdem, was deinem Geschmack entspricht. Gib einen Klecks Hummus auf den Teller mit der Rohkost und fülle den Rest in ein sterilisiertes Glas. Bitte im Kühlschrank aufbewahren und zügig verzehren.

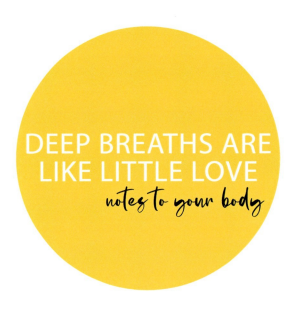

Meine Lieblingsyogaübungen

Sonnengruß Variante

Wärmt deinen Körper auf und dehnt ihn sanft. Zudem werden Verspannungen gelöst und Energie freigesetzt.

Das Dreieck

Reguliert dein Nervensystem und streckt deine Körperseiten.

Der Krieger

Kräftigt deinen Körper und stärkt dein Durchhaltevermögen.

Der Herabschauende Hund

Reinigt deine Lunge und stärkt deinen Gleichgewichtssinn. Zudem beugt diese Übung Krampfadern vor.

Die Kobra

Verbessert deine Wirbelsäulenflexibilität und stärkt Arme und Schultern.

Die Kindpose

Streckt deine Wirbelsäule und Oberschenkel. Außerdem wird der Unterbauch bei Periodenbeschwerden gelockert.

Die Schulterbrücke

Dehnt deinen Bauch- und Hüftbereich und stärkt zudem deine Oberschenkel und den Po.

Step by step „Sonnengruß Variante"

- Aufrechter Stand, die großen Zehen berühren sich, Fingerspitzen zeigen Richtung Boden.
- Arme nach oben bringen, die Handflächen berühren sich auf Brusthöhe.
- Arme nach oben ausstrecken und anschließend in einer sanften Bewegung die Handflächen zu den Schienbeinen bringen, der Rücken ist leicht rund.
- Arme nach oben bringen, leicht schräg vor dem Gesicht, und gleichzeitig mit dem linken Fuß zurücktreten, so dass ein Ausfallschritt entsteht. Der hintere Fuß steht nur auf den Zehenspitzen.
- Hinteren Fuß nach vorne neben den anderen Fuß bringen, die großen Zehen berühren sich. Beide Füße stehen fest auf der Matte. Die Hände fließen wieder auf die Schienbeine. Rücken ist leicht rund.
- Arme nach oben bringen, leicht schräg vor dem Gesicht, und gleichzeitig mit dem rechten Fuß zurücktreten, so dass ein Ausfallschritt entsteht. Der hintere Fuß steht nur auf den Zehenspitzen.
- Hinteren Fuß nach vorne neben den anderen Fuß bringen, die großen Zehen berühren sich. Beide Füße stehen fest auf der Matte. Die Hände fließen wieder auf die Schienbeine. Rücken ist leicht rund.
- Im Anschluss Arme nach oben bringen, aufrechter Stand, die großen Zehen berühren sich.
- Arme nach unten auf Brusthöhe bringen, die Handflächen berühren sich, der Stand der Beine und Füße bleibt.

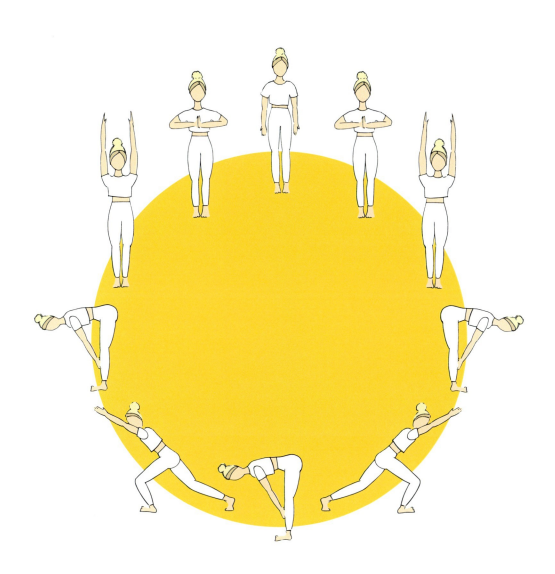

Step by step „das Dreieck"

- Füße zeigen nach vorne und stehen fest auf der Matte, Arme hängen locker nach unten, Handflächen liegen entspannt auf den Beinen.
- Beine stehen etwas mehr als hüftbreit auseinander. Beide Arme nach oben bringen und rechts und links vom Körper in einer geraden Linie ausstrecken. Handflächen zeigen nach vorne.
- Den linken Fuß nach links drehen, der andere Fuß bleibt in seiner Position. Den Oberkörper nach unten bringen Richtung gedrehtem Fuß, Gesicht Richtung Decke.
- 30 Sekunden halten und nun die Seite wechseln.
- Arme wieder nach oben bringen und rechts und links vom Körper in einer geraden Linie ausstrecken. Handflächen zeigen nach vorne. Fuß wieder nach vorne drehen.
- Arme locker hängen lassen, Handflächen liegen entspannt auf den Beinen.
- Beine stehen etwas mehr als hüftbreit auseinander. Beide Arme hochbringen und rechts und links vom Körper in einer geraden Linie ausstrecken. Handflächen zeigen nach vorne.
- Den rechten Fuß nach rechts drehen, der andere Fuß bleibt in seiner Position. Den Oberkörper nach unten bringen Richtung gedrehtem Fuß, Gesicht Richtung Decke.
- 30 Sekunden halten.
- Arme nach oben bringen und rechts und links vom Körper in einer geraden Linie ausstrecken. Handflächen zeigen nach vorne. Fuß wieder nach vorne drehen.
- Arme locker hängen lassen, Handflächen liegen entspannt auf den Beinen.

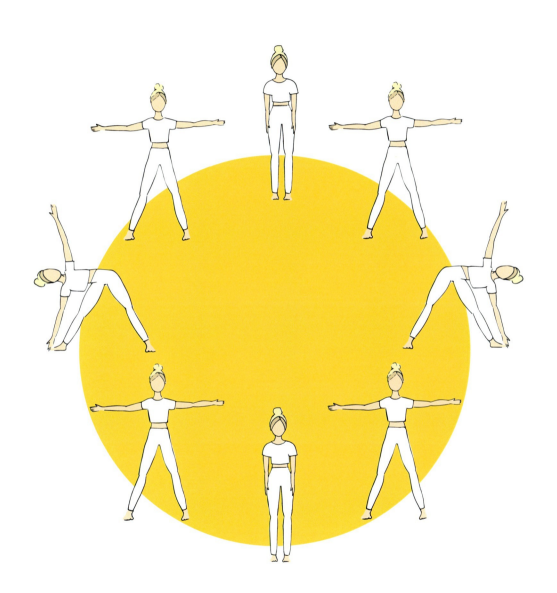

Step by step „der Krieger"

- Beine etwas mehr als hüftbreit auseinanderstellen, Füße zeigen nach vorne und stehen fest auf der Matte.
- Arme nach oben bringen und rechts und links vom Körper strecken in einer geraden Linie. Die Handflächen zeigen nach unten.
- Fuß nach links drehen, der andere Fuß bleibt in seiner Position, den Oberkörper mit dem Fuß leicht mitdrehen und das Bein anwinkeln, die Arme bleiben die ganze Zeit oben.
- 15 Sekunden halten.
- Zurück in die Ausgangsposition kommen, Beine etwas mehr als hüftbreit auseinander stellen, Füße zeigen nach vorne und stehen fest auf der Matte, Arme nach oben bringen und rechts und links vom Körper in einer geraden Linie strecken. Die Handflächen zeigen nach unten.
- Seitenwechsel, Fuß nach rechts drehen, der andere Fuß bleibt in seiner Position, den Oberkörper mit dem Fuß leicht mitdrehen und das Bein anwinkeln, die Arme bleiben die ganze Zeit oben.
- 15 Sekunden halten.
- Sanft in die erste Position der Übung zurückfinden und die Arme locker nach unten hängenlassen.

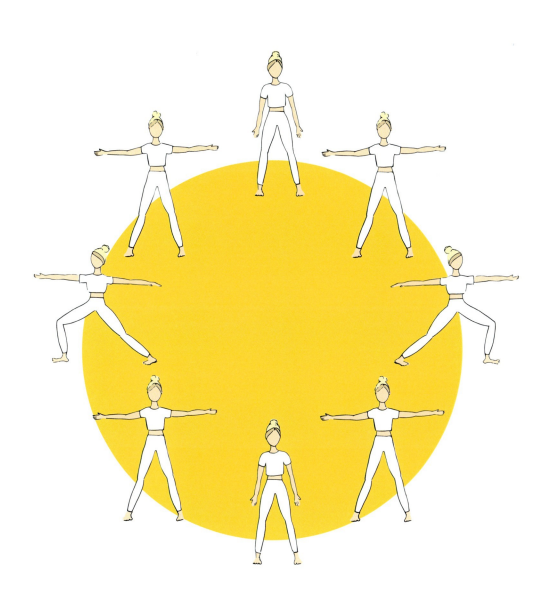

Step by step „der Hund"

- Im Vierfüßlerstand auf die Matte knien. Die Fußspitzen sind aufgestellt, die Hände zeigen gerade nach vorne, Rücken und Kopf sind gerade in einer Linie, das Gesicht zeigt nach unten.
- Ein Knie nach dem anderen sanft durchstrecken und so die Beine in eine Linie bringen. Füße, Hände und Gesicht bleiben in ihrer Position.
- Anschließend Po und Oberkörper nach oben bringen, Arme sind nun durchgestreckt, Handflächen liegen weiterhin auf der Matte. Kopf befindet sich zwischen den durchgestreckten Armen.
- Mindestens 30 Sekunden halten.
- Dann den Po wieder absenken, und langsam in die Ausgangsposition zurückkehren.
- Die ganze Übung nochmal wiederholen und langsam in die Ausgansposition zurück kehren.

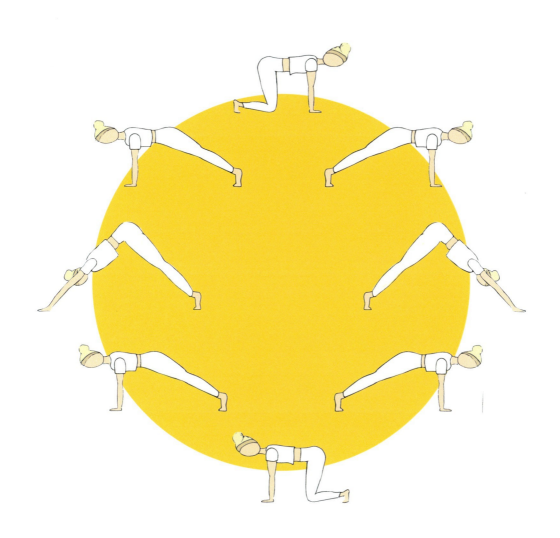

Step by step „Die Kobra"

- Mit dem Gesicht nach unten gerade auf die Matte legen, Hände liegen entspannt mit den Handflächen nach unten neben dem Kopf. Fußspitzen zeigen gerade nach hinten.
- Als nächstes den Kopf anheben, mit dem Gesicht geradeaus schauen, der Rest des Körpers bleibt in Position.
- Nun Handflächen leicht nach vorne versetzen und den Oberkörper aufrichten. Die Arme sind durchgestreckt, Handflächen weiterhin auf der Matte und Füße und Beine in gleicher Position belassen.
- Mindestens eine Minute halten.
- Arme und Oberkörper langsam nach unten bringen, Gesicht zeigt wieder nach unten.
- Das Ganze noch einmal wiederholen und am Ende sanft in die Ausgangsposition zurückkehren.

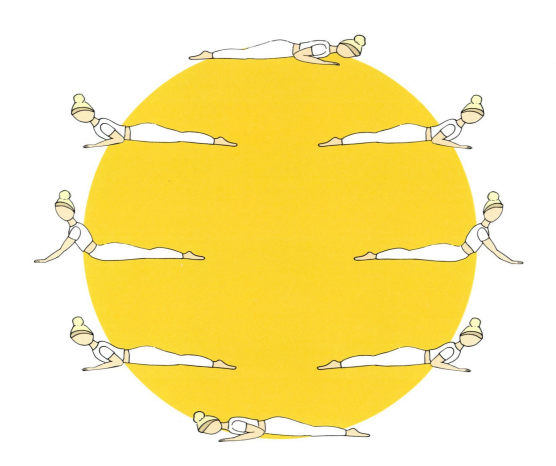

Step by step „Das Kind"

- Locker auf die Matte knien und auf die Füße setzen, Oberkörper ist gerade, Gesicht nach vorne, Handflächen liegen entspannt auf den Oberschenkeln.
- Kopf langsam nach vorne bringen und mit der Stirn nach unten auf die Matte legen, so dass ein runder Rücken entsteht. Handflächen und Beine bleiben in Position.
- Nun Arme nach hinten bringen und die Handflächen nach oben neben die Füße legen, Stirn bleibt auf der Matte liegen.
- Mindestens 30 Sekunden halten.
- Oberkörper nach oben bringen, die Hände im zweiten Schritt wieder entspannt auf den Oberschenkeln ablegen.
- Das Ganze nochmal wiederholen und langsam in die Ausgangsposition zurückkehren.

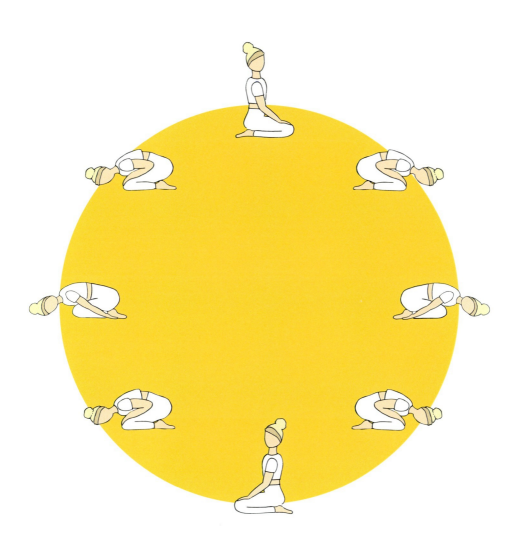

Step by step "Die Schulterbrücke"

- Mit dem Rücken auf die Matte legen, die Beine sind angewinkelt, Füße stehen komplett auf der Matte und sind gerade ausgerichtet. Die Arme liegen mit den Handflächen nach unten direkt neben dem Körper, zur Decke schauen.
- Füße näher zum Po bringen, so dass die Fingerspitzen knapp die Ferse berühren.
- Dann den Po anheben, Arme und Gesicht bleiben in Position.
- Mindestens 30 Sekunden halten.
- Po wieder langsam nach unten auf die Matte bringen und Füße in die Ausgangsposition setzen.
- Das Ganze nochmal wiederholen und langsam in die Ausgangsposition zurückkehren.

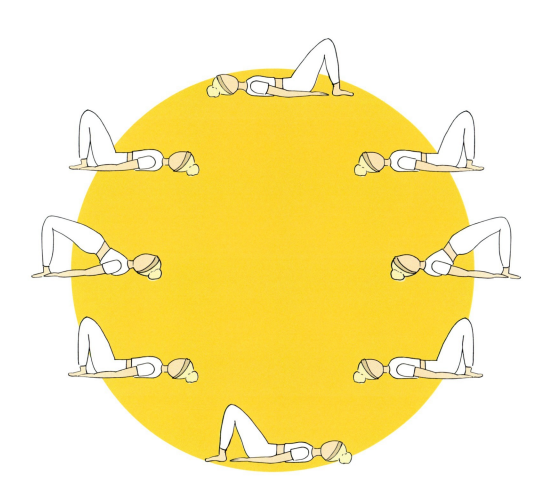

Nachwort

Da lag ich also in meinem Bett. Seit Monaten kaum in der Lage aufzustehen. Wie um Himmels Willen war ich hier gelandet? Zu schwach, um allein zu duschen oder mal fünf Minuten spazieren zu gehen. Am Anfang konnte ich meine neue Situation nicht akzeptieren, kämpfte verzweifelt dagegen an und wollte einfach nur mein altes Leben zurück. Am besten sofort! Aber je mehr ich kämpfte und je mehr Druck ich mir machte, desto schlechter ging es mir.
Eines Tages habe ich verstanden, dass mich das wohl nicht weiterbringen wird. Weil es mir aber trotz aller Medikamente nicht besser ging, begann ich zu recherchieren. Stundenlang las ich in meinem Bett auf meinem kleinen Handybildschirm über Lupus und vor allem über Heilung – nicht nur auf körperlicher, sondern auch auf seelischer Ebene. Und ich merkte, dass dieser ganzheitliche Ansatz für mich genau der richtige Weg ist. In dieser für mich sehr intensiven Zeit blendete ich alles andere aus. Ich lebte wie ein Eremit, komplett zurückgezogen. Ich probierte alles Mögliche aus, um ein bisschen fitter zu werden. Während dieses Prozesses wurde ein Gedanke immer lauter:

ICH MUSS MEINE GESCHICHTE AUFSCHREIBEN!

Um meine persönlichen Erfahrungen zu verarbeiten, aber vor allem auch, um anderen Betroffenen helfen zu können. An meinen guten Tagen schrieb ich, erst einmal nur für mich. Irgendwann erzählte ich meiner Familie und meiner Freundin von meinem Projekt. Die grobe Gliederung und der Name standen zu diesem Zeitpunkt bereits. Nach und nach entwickelte sich ein Gesamtkonzept, welches ich jeden Tag mehr liebte, weil es mich widerspiegelt. Heute kann ich sagen, dass die Arbeit an diesem Buch für mich ein ganz wichtiger Schritt auf meinem Weg zur Heilung war. Ich freue mich sehr, das mit dir zu teilen. Ich hoffe, es gefällt dir!

Wenn ich in diesem Buch von Heilung spreche, ist damit die Regeneration deines Körpers gemeint. Und dass man die bestmöglichen Voraussetzungen schafft, um eine Verbesserung oder Remission zu erreichen.

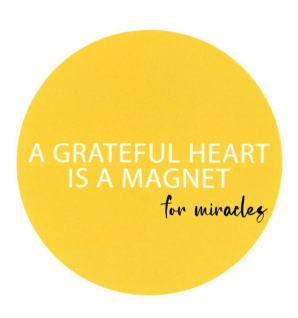

Danksagung

Wisst ihr, was ich jetzt Verrücktes mache? Ich bedanke mich zuerst bei mir selbst. Ich habe durch diesen beschwerlichen und langen Weg endlich erkannt, was ich für ein toller, starker und liebenswerter Mensch bin und wie viele Jahre ich mein Licht nicht gezeigt habe. Ich bin stolz auf mich, weil ich angefangen habe, in die Tiefe zu gehen, mich getraut habe, meine Verletzungen anzuschauen und jeden einzelnen Tag an mir gearbeitet habe. Ich habe gelernt, wie schön es ist, zu meinen Schwächen zu stehen und nicht perfekt sein zu müssen. Dass man nicht um Liebe kämpfen muss und dass man in jeder Sekunde seines Lebens richtig ist, egal ob man traurig, anstrengend, laut oder nervig ist. Ich bedanke mich bei mir für mich in meiner absolut wunderschönen Unvollkommenheit und für den Mut, meinen eigenen Weg zu gehen.

Und ich bedanke mich bei...

meiner starken Mamouschka, dass sie mir mein Leben gerettet hat. Ohne dich wäre ich nicht auf der Welt und nicht mehr auf dieser Welt. Wie soll man dieses Gefühl in Worte fassen? Es ist unbeschreiblich!

meinem Papschki für seine Unterstützung, für seinen Willen und seine Stärke, die ich von ihm geerbt habe und ohne die ich nicht überlebt hätte.

meinen Brüdern, was würde ich ohne euch machen? Ich liebe euch mehr, als man in Worten ausdrücken kann.

meinen Verwandten, die sich in der akuten Phase ganz regelmäßig bei mir gemeldet und mir damit sehr viel Kraft geschenkt haben.

meinen großartigen Freunden, die mich begleitet und es verstanden haben, dass ich erstmal nur mit mir beschäftigt war.

Janne, die mir diese wunderschönen Grafiken gezeichnet hat und in diesem Prozess immer mehr zu einem Herzensmensch und einer guten Freundin wurde.

Danksagung

Elli, meiner besten Freundin, die mich seit der ersten Minute bei meinem Projekt unterstützt hat. Sie ist mein Social-Media- und Sprachgenie. Ich hab dich lieb.

Johannes, der mir immer wieder mit Rat und Tat zur Seite stand, ohne ihn gäbe es keine Website und seine klare ruhige Art, haben mir sehr gut getan.

meiner Freundin Jessi, die schon sehr früh von meiner Idee wusste und mir immer zugehört und mich bestärkt hat.

meinem Freund Emre, der mir immer das Gefühl vermittelt hat, ich kann alles schaffen.

Philipp Zwießler, der die Rezeptfotos mit ganz viel Liebe und Geduld erstellt hat.

meinem Chef Bernd Roth und einem kleinen Teil meiner Arbeitskolleg*innen, die mich nicht aufgegeben haben, auch nach langer Zeit nicht.

dem Rettungsdienst Obernburg am Main, der mich in den letzten Jahren nicht nur einmal in die Notaufnahme gebracht hat.

der Notaufnahme und der Intensivstation in der Helios Klinik in Erlenbach am Main.

dem Piloten und dem Notarzt der Notrettung „Christoph Gießen", die mich mit dem Hubschrauber von Erlenbach nach Wiesbaden in die Helios Klinik geflogen haben.

der Helios Klinik in Wiesbaden, besonders bei meiner behandelnden Ärztin Prof. Dr. Elisabeth Märker-Hermann, die ich mit meinen Fragen wahrscheinlich manchmal sehr genervt habe.

Dr. Sebastian Küppers, der mich in den vier Wochen meines Klinikaufenthaltes begleitet hat, und allen Krankenschwestern und Pflegern, die sich liebevoll um mich gekümmert haben.

Danksagung

meiner Hausarztpraxis Dr. Wolfgang Rölz und seinem Team, die mich wirklich seit Jahren in allen gesundheitlichen Belangen unterstützen.

Dr. Linke und das ganze Praxisteam, die in den ersten Monaten, immer wieder sehr achtsam meine Lunge und mein Herz auf Flüssigkeiten untersucht haben.

der Naturklinik Michelrieth, die mittlerweile eine ambulante Praxis ist.

Jenny Krepp, die sofort bereit war, ein Interview mit mir zu führen und mir nochmal Extrawissen zum Thema Ernährung vermittelt hat.

Dr. Hans-Günter Kugler, der nicht nur meine Mikronährstoffanalyse durchgeführt, sondern mir auch die Informationen über die Mikronährstoffe seiner Website überlassen hat.

Dr. med. Martin Kriegel, dessen Forschung zu dem Thema „Wie Darmbakterien Autoimmunität anstoßen" mich überhaupt erst auf das Thema Darmgesundheit aufmerksam gemacht hat.

Dr. med. Rainer Schmidt, der mir geduldig alle Fragen zu dem Thema Darmgesundheit bzw. „Leaky-Gut-Syndrom" beantwortet hat.

Yvonne Braun, mit der ich ein Gespräch über Yoga hatte und die mir alle Fragen ausführlich beantwortet hat.

Minh Hai Hoang, der sofort bereit war, mir meine Fragen zum Thema Meditation zu beantworten.

Ludwig Schwankl, der mir mit seiner Arbeit die Augen für meine eigene Gefühlswelt geöffnet hat.

Danksagung

Ulrike Hensel, die mir alle Fragen zu dem spannenden Thema Hochsensiblilität beantwortet hat.

Manuel Cortez, der mir gezeigt hat, wie man seine Ängste über Bord wirft und das Leben in vollen Zügen genießen kann.

Sigrid Scherer, mit der ich ein tolles Gespräch über den Wald und dessen Wirkung auf den Menschen hatte.

Dr. Michaela Moosburner, die mir all meine Fragen zu dem Thema Fatigue beantwortet hat.

Prof. Dr. med. univ. Georg Schett, der mir meine Fragen zum erstmaligen erfolgreichen Einsatz von CAR-T-Zellen beim SLE beantwortet hat.

Eva Reiß, die dieses Buch mit ganz viel Herzblut lektoriert und korrigiert hat.

Ich habe so großartige Menschen kennenlernen dürfen, die mich auf diesem Weg begleitet haben. Die mir geholfen haben, zu heilen und mich endlich in meiner ganzen Kraft kennenzulernen. Dieses Gefühl der Dankbarkeit trägt mich durch mein weiteres Leben und macht alles heller, schöner und strahlender.

Denn am Ende eines Lebens geht es nicht um das große Haus, das dicke Auto, die Designerhandtasche, die glatte Stirn oder die perfekte Figur, es geht um Liebe. Die Liebe, die du gegeben hast, die Liebe, die zurückkommt, und vor allem die Liebe zu dir selbst. Liebe ist die Superpower, die unser Leben zu etwas Besonderem macht. Sie bleibt nämlich und überlebt uns alle.

In Liebe!
Natascha

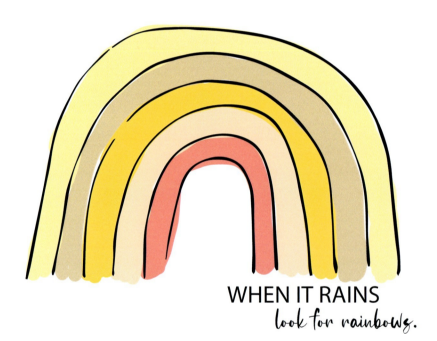

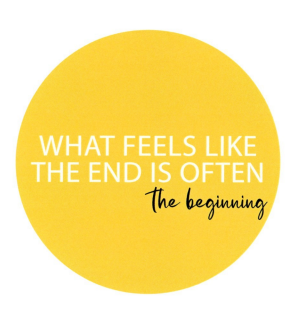

Glossar

VORWORT

Hormone[1], sind chemische Botenstoffe im Körper. Sie übermitteln Informationen und regulieren zahlreiche Körpervorgänge wie Stoffwechsel, Blutdruck, Sexualfunktion, Schwangerschaft.

Immunsystem[2], (von lateinisch immunis, unberührt, frei, rein) ist das biologische Abwehrsystem höherer Lebewesen, das Gewebeschädigungen durch Krankheitserreger verhindert. Dieses körpereigene Abwehrsystem entfernt in den Körper eingedrungene Mikroorganismen, fremde Substanzen und ist außerdem in der Lage, fehlerhaft gewordene körpereigene Zellen zu zerstören. Das Immunsystem ist ein komplexes Netzwerk aus verschiedenen Organen, Zelltypen und Molekülen und der zentrale Forschungsgegenstand der Immunologie. Das Immunsystem hat eine große Bedeutung für die körperliche Unversehrtheit von Lebewesen, denn praktisch alle Organismen sind ständig den Einflüssen der Umwelt ausgesetzt; manche dieser Einflüsse stellen eine Bedrohung dar: Wenn schädliche Mikroorganismen in den Körper eindringen, kann dies zu Funktionsstörungen und Krankheiten führen. Typische Krankheitserreger sind Bakterien, Viren und Pilze sowie einzellige beziehungsweise mehrzellige Parasiten (z. B. Bandwürmer).

1. TEIL

KAPITEL 1.1 NERVENSYSTEM

Körperperipherie[1], werden in der Anatomie jene Teile genannt, die weiter weg vom Körperzentrum oder vom Zentrum eines Organsystems liegen, beispielsweise die Gliedmaßen oder herzferne Blutgefäße.

funktionell[2], die Funktion erfüllend

anatomisch[3], Aufbau des menschlichen Körpers betreffend

Nervenzellen[4], sind spezialisierte Zellen, die für die Reizaufnahme sowie die Weitergabe und Verarbeitung von Nervenimpulsen (Erregungsleitung) zuständig sind.

Remission[5], bezeichnet die vorübergehende oder dauerhafte Abschwächung der Symptome bei chronischen Erkrankungen, ohne dass eine Heilung erreicht ist.

Glossar

KAPITEL 1.2 ERNÄHRUNG

Gluten[1], ist das wichtigste Speicherprotein von vielen Getreidearten. Es wird auch als Klebereiweiß bezeichnet und hat verschiedene lebensmitteltechnologischen Eigenschaften. Gluten selbst hat einen geringen Nährwert, ist aber ein guter Emulgator und Träger für Aromastoffe, es geliert, bindet Wasser und stabilisiert. Daher wird Gluten vielseitig bei Fertiggerichten und Saucen sowie in der Lebensmitteltechnologie als Hilfsstoff eingesetzt. Außerdem dient es als Kleber, der Weizenmehl zusammenhält und so zum Beispiel das Brotbacken erleichtert.

Glutamat[2], ist ein industriell hergestellter Geschmacksverstärker, der den Appetit steigert.

Antioxidantien[3], bieten Schutz gegen sogenannte „freie Radikale". Diese werden vom Körper selbst durch verschiedene Stoffwechselprodukte gebildet, entstehen aber auch durch schädliche äußere Einflüsse wie Zigarettenrauch, Umweltgifte usw.

Carotinoide[4], sind sekundäre Pflanzenstoffe, die der menschliche Körper in Vitamin A umwandelt. Sie spielen eine bedeutende Rolle bei der Aufrechterhaltung der Immunabwehr. Dadurch schützen sie vor Infektionskrankheiten und fördern das Immunsystem. Zudem verleihen sie vor allem den Pflanzen ihre gelbe und rote Farbe.

Flavonoide[5], gehören auch zur Gruppe sekundärer Pflanzenstoffe. Sie sind für die Farbgebung der Pflanzen verantwortlich und schützen sie vor schädlichen Umwelteinflüssen. Im menschlichen Organismus unterstützen Flavonoide bei der Förderung körpereigener Abwehrmechanismen und sind somit gut für unser Immunsystem.

Ballaststoffe[6], sind Faserstoffe, Pflanzenfasern, die der Mensch über Lebensmittel zu sich nimmt. Vor allem über Gemüse und Obst. Diese tragen zur Darmgesundheit und somit zu einem gesunden Körper bei.

Sekundäre Pflanzenstoffe[7], sind in Gemüse, Obst, Kartoffeln, Hülsenfrüchten, Nüssen sowie Vollkornprodukten enthalten. Sie geben den pflanzlichen Lebensmitteln ihre Farbe. Man sagt ihnen entzündungshemmende und antibakterielle Wirkungen nach.

Glossar

KAPITEL 1.3 MIKRONÄHRSTOFFE

Aminoethansulfonsäure[1], Taurin enthält eine Sulfonsäuregruppe und ist ein Abbauprodukt der Aminosäuren Methionin und Cystein. Unser Körper ist in der Lage die 2-Aminoethansulfonsäure, so lautet die chemische Bezeichnung des Taurins, selbst zu bilden.

Zelldifferenzierung[2], ist der Vorgang, bei dem Zellen sich in ihrer Struktur und Funktion verändern. Sowohl bei Pflanzen als auch bei Tieren und Menschen findet diese Veränderung statt. Ursprünglich gleiche Zellen spezialisieren sich hierbei auf eine Funktion.

Antioxidatives System[3], ermöglicht dem Körper, sowohl die Bildung von freien Radikalen und reaktiven Sauerstoffverbindungen zu kontrollieren als auch bereits geschädigtes Gewebe zu reparieren.

Freie Radikale[4], sind Zwischenprodukte unseres Stoffwechsels, die ständig in jeder Zelle des menschlichen Körpers entstehen. Sie sind hochreaktive, sehr aggressive, chemische Sauerstoffmoleküle oder organische Verbindungen, die Sauerstoff enthalten.

Zivilisationskrankheiten[5], bezeichnen Erkrankungen, deren Häufigkeit (Inzidenz) einen sehr wahrscheinlichen Zusammenhang mit den Lebensgewohnheiten bzw. -verhältnissen aufweist, wie sie in Industrieländern vorherrschen.

Anorganisch[6], beschreibt Stoffe, die nicht in der belebten Natur vorkommen und auch nicht von dieser abstammen.

KAPITEL 1.4 SÄURE-BASENHAUSHALT

Konservierungsstoffe[1], sind Stoffe, die die Haltbarkeit von Lebensmitteln verlängern

Knorpel[2], ist das feste, elastische Gewebe, das Knochen und Gelenke verbindet.

KAPITEL 1.5 DARMGESUNDHEIT

Antikörper[1], auch Immunglobuline (Ig) genannt, sind Eiweißmoleküle, die von weißen Blutkörperchen (L-Lymphozyten) produziert werden, um Krankheitserreger zu bekämpfen. Sobald Viren, Bakterien oder Pilze in den Organismus gelangen, setzt das Immunsystem die Bildung von Antikörpern in Gang.
Autoantikörper[2], sind Abwehrstoffe, die sich gegen körpereigenes, gesundes Gewebe richten. In der Folge entwickelt sich eine Autoimmunerkrankung.
Darmmikroben[3], Die Darmmikrobiota ist die Gesamtheit aller mikrobiellen Mitbewohner im Darm, vor allem im Dickdarm. In erster Linie sind protektive Bakterienarten gemeint. (früher auch: Darmflora)
Immunzellen[4], schützen uns vor Viren, Bakterien und Parasiten und bekämpfen all diese Krankheitserreger, damit sie sich nicht in unserem Körper ausbreiten können und wir in der Folge krank werden. Außerdem sind unsere Immunzellen in der Lage, fehlerhafte körpereigene Zellen zu zerstören.

KAPITEL 1.6 BEWEGUNG

Ganzheitlich[1], bezeichnet ein homöopathisches/naturheilkundliches und schulmedizinisches Zusammenspiel. Dabei werden Zusammenhänge berücksichtigt, die häufig für einzelne Facharztgruppen nicht ganz ersichtlich sind.

KAPITEL 1.7 LYMPHSYSTEM

primäre und sekundäre lymphatische Organe[1], Die lymphatischen Organe des menschlichen Körpers kann man in sogenannte „primäre" und „sekundäre" lymphatische Organe einteilen. In den primären lymphatischen Organen (Thymus, Knochenmark) werden die T- bzw. B-Lymphozyten gebildet. Diese wandern anschließend in die sekundären lymphatischen Organe (Milz, Lymphknoten, Mandeln und lymphatisches Gewebe des Magen-Darm-Traktes), um sich dort bei Antigenkontakt zu vermehren und eine spezifische Immunantwort auszulösen.

Glossar

Immunkompetenz[2], ist die Fähigkeit zur wirksamen Immunabwehr bei einem intakten Immunsystem.

Plasmaähnliche[3], Plasma (Medizin) oder Blutplasma, ist der flüssige von Zellen freier Anteil des Blutes.

Lymphkapillaren[4], sind die feinsten Verzweigungen der Lymphgefäße. Sie durchziehen nahezu alle Körpergewebe, nehmen die *Interzellularflüssigkeit (= ist der Teil der Körperflüssigkeit, der sich zwischen den Zellen in den Gewebsspalten befindet)* auf und transportieren sie als Lymphe zu den größeren Lymphgefäßen weiter.

Lymphkollektoren[5], als Kollektor bezeichnet man in der Anatomie den Abschnitt des Lymphsystems, der die Lymphe der *Präkollektoren (= Lymphgefäße, welche die Lymphe aus den Lymphkapillaren aufnehmen)* sammelt und an die größeren Lymphstämme weiterleitet.

Körperstamm[6], ist der Rumpf der zentrale Teil des Körpers, ohne Glieder, Hals und Kopf. Der Rumpf steht damit als Überbegriff für die Abschnitte Bauch, Becken, Brustkorb und Rücken und ist somit kein eigenständiges Körperteil. Insgesamt sorgt der Rumpf für die nötige Stabilität und ermöglicht damit das aufrechte Gehen beim Menschen.

adaptives Immunsystem[7], Das Immunsystem besteht aus einer angeborenen (nicht-adaptiven oder natürlichen) und einer erworbenen (adaptiven oder spezifischen) Immunität, die den Körper vor Mikroorganismen (Viren, Bakterien, Parasiten und Pilzen), „fremden" Makromolekülen und entarteten Zellen schützen.

aktivierte Plasmazelle[8], Plasmazellen sind aktivierte B-Zellen. Ihre Aktivierung ist durch den Kontakt mit einem bestimmten Antigen erfolgt. Über das Stadium der Plasmablasten ist aus den B-Zellen nach der Aktivierung die Plasmazelle geworden. Die Zellen sind von rundlicher bis ovale Gestalt. Sie weisen einen zehn bis 18 μm großen Durchmesser auf. Aufgrund dieses geringen Durchmessers können sie sich in den dünnsten Verästelungen der Blutbahnen fortbewegen.
Lymphödem[9], ist eine sicht- und tastbare Flüssigkeitsansammlung im Organzwischenraum.
Fybromyalgie[10], ist eine häufig auftretende chronische Schmerzerkrankung. Sie verursacht Schmerzen in unterschiedlichen Körperregionen, meist in der Nähe von Muskeln und Gelenken. Fast immer ist auch die Wirbelsäule betroffen.
Interzellulärer Raum[11], ist der Raum zwischen den Körperzellen. Seine Begrenzung wird von der äußeren Seite der Zellmembranen eines Gewebes gebildet.

Kontaktdaten

1. TEIL
KAPITEL 1.2. ERNÄHRUNG
Jenny Krepp
Webseite: www.team-healthy.de
Telefon: 0176/87453656
Interview ©Jenny Krepp, 05.03.21

KAPITEL 1.3 MIKRONÄHRSTOFFE
Dr. med. Hans-Günter Kugler
Webseite: www.diagnostisches-centrum.de
E-Mail: info@diagnostisches-centrum.de
Telefon: 09394/97030

KAPITEL 1.5 DARMGESUNDHEIT
„Wie Darmbakterien Autoimmunität anstoßen"
Dr. med. Martin Kriegel
E-Mail: martin.kriegel@ukmuenster.de

Dr. med. Rainer Schmidt
(freier Mitarbeiter über den Arbeitskreis Mikrobiologische Therapie (AMT e.V.)) / Institut für Mikroökologie Herborn
Webseite: www.mikrooek.de/
E-Mail: info@mikrooek.de
Telefon: 02772/9810
E-Mail: dr.schmidt@schwanenfeder.de
Interview © Dr. med. Rainer Schmidt, 07.09.21

Kontaktdaten

KAPITEL 1.6 BEWEGUNG -YOGA
Yvonne Braun
Webseite: www.wood-yoga.de
E-Mail: yvonne@wood-yoga.de
Telefon: 0152/54212869
Interview   ©Yvonne Braun, 03.09.21

KAPITEL 1.7 LYMPHSYSTEM
Sanum Post Ausgabe 133
Webseite: www.sanum.com
E-Mail: info@sanum.com

2. TEIL
KAPITEL 2.1 MEDITATION
Minh Hai Hoang
Webseite: www.minh-hai.com/
E-Mail: minhhaihoang@web.de
Interview   © Minh Hai Hoang, 01.10.21

KAPITEL 2.2 EMOTIONEN
Ludwig Schwankl
Webseite: www.seelenrave.de

KAPITEL 2.3 HOCHSENSIBILITÄT
Ulrike Hensel
Webseite: www.coaching-fuer-hochsensible.de
Telefon: 07034/654539
E-Mail: hensel@coaching-fuer-hochsensible.de
Interview   © Ulrike Hensel, 10.12.20

Kontaktdaten

Zusätzliche Informationen zum Interview:
Merkmale für Hochsensibilität: www.mymonk.de/hochsensible-menschen/
Test zur Bestätigung HSP: www.coaching-fuer-hochsensible.de/hsp-test/
Erklärung HSP für mein Gegenüber: www.mymonk.de/hochsensibilitaet-ansprechen/
Tipps für den Umgang mit HSP:
www.junfermann.de/titel/hochsensibilitaet-verstehen-und-wertschaetzen/

KAPITEL 2.4 SELBSTLIEBE
Manuel Cortez
Webseite: www.freigeist.world
Telefon: 0151/26212383
E-Mail: info@freigeist-hypnose.de
Interview © Manuel Cortez, 01.12.20

KAPITEL 2.5 WALD
Sigrid Scherer
Webseite: wald-siggi.de | www.hessen-forst.de
Telefon: 0152/28907199
E-Mail: kontakt@wald-siggi.de
Interview © Sigrid Scherer, 10.03.21

3. TEIL
KAPITEL 3.1 FATIGUE
Dr. med. Michaela Moosburner
Webseite: www.krankenhaus-naturheilweisen.de/krankenhaus-fuer-naturheilweisen/
Telefon: 089/62505-0 | Sekretariat 089/62505-411
E-Mail: info@kfn-muc.de
Interview © Dr. med. Michaela Moosburner, 17.11.21

Kontaktdaten

4. TEIL
KAPITEL 4.1 AKTUELLES
Prof. Dr. med. univ. Georg Schett
Webseite: www.medizin3.uk-erlangen.de/
Kontakt für Betroffene:
Telefon: 09131 85-40333 oder per
E-Mail: dzi-leitung@uk-erlangen.de.
Interview © Prof. Dr. med. univ. Georg Schett, 13.10.21

GRAFIKEN
Janne Krauß
E-Mail: mail@hellomisssunshine.com

LEKTORAT
Eva Reiß
Webseite: www.leuchtturm-lektorat.de
E-Mail: reiss@leuchtturm-lektorat.de
Telefon: 0175/44 70 479

LAYOUT BUCHSATZ
Dipl. Kommunikationsdesignerin Carmen Grim
Webseite: www.cg-artwork.de
E-Mail: info@cg-artwork.de
Telefon: 0175/2 44 55 22

hello MISS SUNSHINE
Natascha Scholtka © 2021
Webseite: www.hello.misssunshine.com
E-Mail: mail@hellomisssunshine.com

Quellenangaben

VORWORT
https://de.wikipedia.org/wiki/Lupus_erythematodes

1. TEIL
KAPITEL 1.1 NERVENSYSTEM
https://de.wikipedia.org/wiki/Vegetatives_Nervensystem/

KAPITEL 1.2 ERNÄHRUNG
Bücher: *Campbell, T. Colin - „China Study": Die wissenschaftliche Begründung für eine vegane Ernährungsweise*; *Niko Rittenau - „Vegan-Klischee ade": Wissenschaftliche Antworten auf kritische Fragen zu pflanzlicher Ernährung*
Interview ©Jenny Krepp, 05.03.21

KAPITEL 1.3 MIKRONÄHRSTOFFE
https://www.diagnostisches-centrum.de/Herr Dr. Kugler - DCMS - die Praxis für Mikronährstoffmedizin und Schwermetallanalytik

KAPITEL 1.4 SÄURE-BASEN-HAUSHALT
In Zusammenarbeit mit Leonie Scholtka
https://www.naturundheilen.de/artikel/ein-starkes-immunsystem-mit-basischer-ernaehrung/

KAPITEL 1.5 DARMGESUNDHEIT
„Wie Darmbakterien Autoimmunität anstoßen" Kriegel Martin, MD, PhD < Yale School of Medicine Studie/Bericht Darmgesundheit/ Pressemitteilung Nr. 12/2019 (ddgrh.de) auf der Website der Deutschen Gesellschaft für Rheumatologie e.v./
Interview © Dr. med. Rainer Schmidt, 07.09.21

Quellenangaben

KAPITEL 1.6 BEWEGUNG - YOGA
Interview ©Yvonne Braun, 03.09.21

KAPITEL 1.7 LYMPHSYSTEM
Sanum Post Nr. 133/2020 "Unser Lymphsystem: weit mehr als nur Drainage und Abfalltransport/Literaturzitate ORF S et al: Abnormalities of microcirculation in patients with fibromyalgia (D), Arthritis Res Ther 2005, 7, Brown, D.: Immune system module 1: Anatomy of the lymphatic and Immune systems. (2015)
https://cnx.org/contents/Xu-VQoXkr@1/Immune-system-module-1-Anatomy-of-the-lymphatic-and-imunnese-systems Kontaktdaten des Autors: Dr. med. Ralf Oettmeier Alpstein clinic AG, gais/AR, schweiz, www.alpstein-clinic.ch
https://www.gesundheit.gv.at/lexikon/l/lymphatisches-organ

2. TEIL
KAPITEL 2.1 MEDITATION
https://www.happiness.com/magazin/gesundheit/vorteile-von-meditation/
https://www.brainperform.de/meditation-vorteile/
Interview © Minh Hai Hoang, 01.10.21

KAPITEL 2.3 HOCHSENSIBILITÄT
Interview © Ulrike Hensel, 10. 12.20

KAPITEL 2.4 SELBSTLIEBE
Interview © Manuel Cortez, 01.12.20

KAPITEL 2.5 WALD
https://www.wainando.de/der-natur-ganz-nah-sein-waldbaden-eine-bewaehrte-methode-aus-japan/
Interview © Sigrid Scherer, 10.03.21

Quellenangaben

3. TEIL
KAPITEL 3.1 FATIGUE

https://butyoudontlooksick.com/articles/written-by-christine/the-spoon-theory/
Interview © Dr. med. Michaela Moosburner, 17.11.21

4. TEIL
KAPITEL 4.1 AKTUELLES

https://www.uk-erlangen.de/presse/pressemitteilungen/ansicht/detail/weltweit-erstmals-car-t-zellen-erfolgreich-gegen-autoimmunerkrankung-eingesetzt/
Interview © Prof. Dr. med. univ. Georg Schett, 13.10.21

5. TEIL
5.1 FOOD CHART https://www.peta.de/veganleben/vitamine/https://www.veganblatt.com/gesunde-fette/amp/
5.2 SÄURE-BASENTABELLE https://www.zentrum-der-gesundheit.de/pdf/tabelle_saure-und-basische-lebensmittel.pdf/
5.3 SAISONKALENDER www.eatsmarter.de/saisonkalender/
5.5 YOGAÜBUNGEN Yogaübungen/https://www.focus.de/gesundheit/videos/yoga-uebungen-fuer-zuhause-das-sind-die-10-besten-yoga-uebungen-fuer-einsteiger/

Quellenangaben Glossar

VORWORT
Hormone[1] https://www.netdoktor.de/anatomie/hormone/
Immunsystem[2] https://de.wikipedia.org/wiki/Immunsystem

1. TEIL
KAPITEL 1.1 NERVENSYSTEM
Körperperipherie[1] https://flexikon-mobile.doccheck.com/de/Peripherie
Nervenzellen[4] https://flexikon.doccheck.com/de/Nervenzelle/

KAPITEL 1.2 ERNÄHRUNG
Gluten[1] https://www.drschaer.com/de/institute/a/definition-gluten
Glutamat[2] https://codecheck.info/news/Wie-ungesund-ist-der-Geschmacksverstärker-Glutamat/
Antioxidantien[3] https://www.verbraucherzentrale.de/wissen/lebensmittel/nahrungsergaenzungsmittel/antioxidantien-helfer-gegen-freie-radikale/
Carotinoide[4] https://www.centrosan.com
Flavonoide[5] https:/www.gesundheit.de
Ballaststoffe[6] https:/www.mylife.de
Sekundäre Pflanzenstoffe[7] https://www.verbraucherzentrale.de/wissen/lebensmittel/nahrungsergaenzungsmittel/sekundaere-pflanzenstoffe-warum-sie-wichtig-sind/

KAPITEL 1.3 MIKRONÄHRSTOFFE
Aminoethansulfonsäure[1] https://de.m.wikipedia.org/wiki/Taurin/
https://praxistipps.chip.de/was-ist-taurin-einfach-erklaert_100235
Zelldifferenzierung[2] https://studyflix.de/biologie/zelldifferenzierung
Antioxidatives System[3] https://flexikon.doccheck.com/de/Antioxidatives_System

Quellenangaben Glossar

Freie Radikale[4] http://www.gesundheits-lexikon.com/Orthomolekulare-Medizin-Vitalstoff-Medizin/Oxidativer-Stress-Freie-Radikale/Was-sind-Freie-Radikale/
Zivilisationskrankheiten[5] https://flexikon.doccheck.com/de/Zivilisationskrankheit
Anorganisch[6] https://flexikon.doccheck.com/de/Anorganisch

KAPITEL 1.4 SÄURE-BASENHAUSHALT
Konservierungsstoffe[1] https://de.wikipedia.org/wiki/Konservierungsmittel
Knorpel[2] https://de.wikipedia.org/wiki/Knorpel

KAPITEL 1.5 DARMGESUNDHEIT
Antikörper[1] https://www.praxisvita.de/was-sind-antikoerper-einfach-erklaert-18979.
Autoantikörper[2] https://www.netdoktor.de/laborwerte/autoantikoerper/
Darmmikroben[3] https://fet-ev.eu/darm-mikrobiom/
Immunzellen[4] https://www.spermidinelife.com/unsere-immunzelen-kampfer-fur-unser-immunsystem/

KAPITEL 1.7 LYMPHSYSTEM
primäre und sekundäre lymphatische Organe[1] https://www.gesundheit.gv.at/lexikon/l/lymphatisches-organ
Immunkompetenz[2] https://flexikon.doccheck.com/de/Immunkompetenz
Plasmaähnliche[3] https://de.wikipedia.org/wiki/Plasma
Lymphkapillaren[4] https://flexikon.doccheck.com/de/Lymphkapillare
Lymphkollektoren[5] https://flexikon.doccheck.com/de/Kollektor
Körperstamm[6] https://krank.de/anatomie/rumpf/
adaptives Immunsystem[7] https://viamedici.thieme.de/lernmodul/549574/subject/biochemie/immunsystem/angeborene+und+adaptive+immunantwort/angeborene+und+adaptive+immunantwort/

Quellenangaben Glossar

aktivierte **Plasmazelle**[8] https://medlexi.de/Plasmazellen
Lymphödem[9] https://de.wikipedia.org/wiki/Lymph%C3%B6dem
Fybromyalgie[10] https://www.rheuma-liga.de/rheuma/krankheitsbilder/fibromyalgie
Interzellulärer Raum[11] https://flexikon.doccheck.com/de/Interzellularraum/

GRAFIKEN / FOTOGRAFIE
Grafiken ©Janne Krauß
Fotografien Rezepte © Philipp Zwießler

SEITENTRENNER - QUOTES
https://www.pinterest.de/`and into the forest i go, to lose my mind & find my soul – John Muir`/`it`s only through the shadows, that one comes to know the light – St. Catherine of Siena`/`life isn't about waiting for the storm to pass it's about learning to dance in the rain – Vivian Greene/

FOTOS HINTERGRUND (Säure-Basen-Tabellen, Meine Lieblingsrezepte, Meine Lieblingsyogaübungen, Food Chart, Saisonkalender)
www.istockphoto.com
Getty Images, Suite 313 - 1240 20th Ave SE,
Calgary, Alberta T2G 1M8, Canada